Monographien aus dem
Gesamtgebiete der Psychiatrie

Springer
*Berlin
Heidelberg
New York
Barcelona
Budapest
Hongkong
London
Mailand
Paris
Santa Clara
Singapur
Tokio*

Monographien aus dem Gesamtgebiete der Psychiatrie

Herausgegeben von
H. Hippius, München · W. Janzarik, Heidelberg · C. Müller, Onnens (VD)

Band 75 **Die Psychiatrie in der Kritik**
Die antiphsychiatrische Szene und ihre Bedeutung für die klinische Psychiatrie heute
Von T. Rechlin und J. Vliegen

Band 76 **Postpartum-Psychosen**
Ein Beitrag zur Nosologie
Von J. Schöpf

Band 77 **Psychosoziale Entwicklung im jungen Erwachsenenalter**
Entwicklungspsychopathologische Vergleichsstudien an psychiatrischen Patienten und seelisch gesunden Probanden
Von H.-P. Kapfhammer

Band 78 **Dissexualität im Lebenslängsschnitt**
Theoretische und empirische Untersuchungen zu Phänomenologie und Prognose begutachteter Sexualstraftäter
Von K.M. Beier

Band 79 **Affekt und Sprache**
Stimm- und Sprachanalysen bei Gesunden, depressiven und schizophrenen Patienten
Von H.H. Stassen

Band 80 **Psychoneuroimmunologie psychiatrischer Erkrankungen**
Untersuchungen bei Schizophrenie und affektiven Psychosen
Von N. Müller

Band 81 **Schlaf, Schlafentzug und Depression**
Experimentelle Studien zum therapeutischen Schlafentzug
Von M.H. Wiegand

Band 82 **Qualitative Diagnostikforschung**
Inhaltsanalytische Untersuchungen zum psychotherapeutischen Erstgespräch
Von J. Frommer

Band 83 **Familiendiagnostik bei Drogenabhängigkeit**
Eine Querschnittstudie zur Detailanalyse von Familien mit opiatabhängigen Jungerwachsenen
Von R. Thomasius

Band 84 **Psychische Störungen bei Krankenhauspatienten**
Eine epidemiologische Untersuchung zu Diagnostik, Prävalenz und Behandlungsbedarf psychiatrischer Morbidität bei internistischen und chirurgischen Patienten
Von V. Arolt

Daniel Hell

Ehen depressiver und schizophrener Menschen

Eine vergleichende Studie an 103 Kranken
und ihren Ehepartnern

2. Auflage

Mit 15 Abbildungen und 26 Tabellen

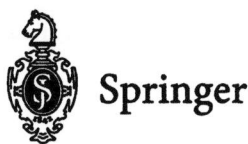 Springer

Professor Dr. Daniel Hell
Psychiatrische Universitätsklinik Zürich
Lengstraße 31
CH-8029 Zürich

ISBN-13: 978-3-642-71973-8   e-ISBN-13: 978-3-642-71972-1
DOI: 10.1007/978-3-642-71972-1

Die Deutsche Bibliothek – CIP-Einheitsaufnahme
Hell, Daniel; Ehen depressiver und schizophrener Menschen / Daniel Hell -2. Aufl.-Berlin; Heidelberg; New York; Barcelona; Budapest; Hongkong; London; Mailand; Paris; Santa Clara; Singapur; Tokio: Springer, 1998. (Monographien aus dem Gesamtgebiete der Psychiatrie; Bd. 33) Zugl.: Zürich, Univ. Habil.-Schr., 1985; ISBN-13: 978-3-642-71973-8)

Dieses Werk ist urheberrechtlich geschützt. Die dadurch begründeten Rechte, insbesondere die der Übersetzung, des Nachdrucks, des Vortrags, der Entnahme von Abbildungen und Tabellen, der Funksendung, der Mikroverfilmung oder der Vervielfältigung auf anderen Wegen und der Speicherung in Datenverarbeitungsanlagen, bleiben, auch bei nur auszugsweiser Verwertung, vorbehalten. Eine Vervielfältigung dieses Werkes oder von Teilen dieses Werkes ist auch im Einzelfall nur in den Grenzen der gesetzlichen Bestimmungen des Urheberrechtsgesetzes der Bundesrepublik Deutschland vom 9. September 1965 in der jeweils geltenden Fassung zulässig. Sie ist grundsätzlich vergütungspflichtig. Zuwiderhandlungen unterliegen den Strafbestimmungen des Urheberrechtsgesetzes.

© Springer-Verlag Berlin Heidelberg 1982, 1998
Softcover reprint of the hardcover 2nd edition 1998

Die Wiedergabe von Gebrauchsnamen, Handelsnamen, Warenbezeichnungen usw. in diesem Werk berechtigt auch ohne besondere Kennzeichnung nicht zu der Annahme, daß solche Namen im Sinne der Warenzeichen- und Markenschutz-Gesetzgebung als frei zu betrachten wären und daher von jedermann benutzt werden dürften
Umschlaggestaltung: Design & Production
Satz: Reproduktionsfertige Autorenvorlage
SPIN 10647066   25/3135-5 4 3 2 1 0 – Gedruckt auf säurefreiem Papier

Vorwort zur 2. Auflage

Die vorliegende Schrift war seit Jahren vergriffen. Manche Nachfrage nach dem Buch konnte nicht befriedigt werden. Deshalb haben sich Verlag und Autor entschieden, das Buch in unveränderter Form neu aufzulegen.

Zwischen Erstauflage und Zweitauflage liegen 15 Jahre. In dieser Zeitspanne hat sich die Psychiatrie auch im deutschen Sprachraum nachhaltig verändert. So hat sich der Schwerpunkt der psychiatrischen Forschung vermehrt auf biologische Gesichtspunkte hin verschoben. Das Anliegen des vorliegenden Buches, interpersonale und interaktionelle Zusammenhänge bei depressiven und schizophrenen Erkrankungen mitzuberücksichtigen, ist eher in den Hintergrund gerückt. Zwar blieb auch die psychiatrische Interaktionsforschung nicht untätig. Sie hat sich insbesondere in methodischer Hinsicht erheblich weiterentwickelt.

Dennoch fürchte ich, daß in psychiatrischen Praxen und vor allem in psychiatrischen Institutionen das Interesse an der Zusammenarbeit mit Angehörigen psychisch Kranker in den letzten Jahren nicht wesentlich zugenommen hat. So hat eine kürzlich publizierte Studie, die an psychiatrischen Kliniken der Ostschweiz durchgeführt wurde, aufgezeigt, daß sich Angehörige von Professionellen noch immer anhaltend häufig unverstanden fühlen und wenig Angebote zur Zusammenarbeit erhalten. (Hell: The Implementation of Family Work in Every Day Practice, in: Brenner und Böker: Towards a Comprehensive Therapy for Schizophrenia, Hogrefe und Huber, 1997). Diese Untersuchung hat aber auch belegt, daß bei entsprechender familienorientierter Ausrichtung einer Institution kritische Angehörige zu einer befriedigenden Zusammenarbeit mit Fach-leuten kommen.

Mit der Zweitauflage dieser Schrift verbinde ich die Hoffnung, interessierten Fachleuten und einzelnen betroffenen Laien den Zugang zu den in den 60er und 70er Jahren geschaffenen Grundlagen der interpersonalen und interaktionellen Forschung bei Affekt- und Schizophreniekranken zu erleichtern. Gleichzeitig soll mit dieser Zweitauflage die anfangs der 80er Jahre durchgeführte eigene Studie an 103 Paaren mit einem schizophrenen bzw. depressiven Angehörigen wieder zugänglich gemacht werden.

Als Hauptbefund dieser Untersuchung wurde in Rezensionen und Zitaten immer wieder hervorgehoben, daß es eine einheitliche Ehetypologie bei Depressiven und Schizophreniekranken – also eine „depressive Ehe" oder eine „schizophrene Ehe" – nicht gibt. Heute darf die früher weit verbreitete Spezifitätstheorie, die von einer engen Korrelation zwischen Familienstruktur und Krankendiagnose ausging, als weitgehend widerlegt betrachtet werden.

Andere Befunde der vorliegenden Studie wurden weniger beachtet: Etwa der Zusammenhang zwischen der Befindlichkeit der Partner und dem Krankheitsverlauf der Patienten oder die tendenzielle Normorientiertheit bzw. Rollenfixierung bei Paaren mit einem depressiven Angehörigen (im Vergleich zur uneinheitlichen Rollenverteilung bei Schizophreniekranken). Gerade diese Aspekte scheinen mir aber von großer Praxisrelevanz. So konnten kürzlich in einer methodisch fortge-schrittenen Studie (von Schröder et al. 1996 im unten zitierten Buch von Mundt et al.) nicht nur die „überangepaßte", fixierte Interaktionsweise von Paaren mit einem depressiven Angehörigen bestätigt werden, sondern es war auch möglich, daraus paartherapeutische Konsequenzen zu ziehen.

Der in der vorliegenden Studie aufgezeigte enge Zusammenhang zwischen ehelichem Unbefriedigtsein und Befindlichkeit bzw. Depression ist vor allem von Beach et al. in „Depression in Marriage" (The Fuilford Press, 1990) weiter herausgearbeitet worden. Das Risiko, an einer Major-Depression zu leiden, ist etwa 25mal größer für Menschen, die in einer unbefriedigenden ehelichen Beziehung stehen, als für diejenigen mit einer befriedigenden Partnerschaft.

Einen schönen Überblick über die weitere Entwicklung der interpersonellen Forschung vor allem bei Affektstörungen, aber auch bei schizophrenen Erkrankungen, bietet der Sammelband von Mundt et al über „Interpersonal Factors in the Origin and Course of Affective Disorders" (Gaskell, 1996). In neuerer Zeit wird auch vermehrt nach einem Brückenschlag zwischen verhaltensbiologischen und familientherapeutischen Ansätzen gesucht, z. B. im Buch „Ethologie der Depression – Familientherapeutische Möglichkeiten (Hrsg. Hell, Gustav Fischer Verlag, 1993).

Abschließend ist es mir ein Bedürfnis, dem Springer-Verlag und namentlich Herrn Dr. Thiekötter für den Druck des vorliegenden Werkes zu danken. Mein Dank gilt aber auch Professor K. Ernst, der der ersten Auflage durch ein prägnantes und liebenswürdiges Geleitwort den Weg gebahnt hat.

Juli 1997   Daniel Hell

Inhaltsverzeichnis

1	Einleitung	1
2	Literaturübersicht	4
2.1	Zur Persönlichkeit und psychischen Morbidität der Ehepartner schizophrener und depressiver Patienten	5
2.1.1	Zur Häufigkeit von psychiatrischen Krankheitsbildern unter den Ehepartnern psychotischer Patienten	6
2.1.2	Zur Häufigkeit von Schizophrenien unter den Ehepartnern Schizophrener	7
2.1.3	Zur Häufigkeit von Affektpsychosen unter den Ehepartnern Affektpsychose-Kranker	8
2.1.4	Zur Persönlichkeit der Ehepartner psychotischer Patienten	9
2.1.5	Zur Persönlichkeit der Ehepartner von Schizophrenen	10
2.1.6	Zur Persönlichkeit der Ehepartner von Affektpsychose-Kranken	11
2.1.7	Kapitelzusammenfassung	12
2.2	Zum Reaktionsmuster der Ehepartner nach Ausbruch der Psychose	13
2.2.1	Zur Krankheitsauffassung der Ehepartner psychotischer Patienten	13
2.2.2	Zu den emotionalen Reaktionen der Ehepartner psychotischer Patienten	15
2.2.3	Zu den Schamgefühlen bei Ehepartnern Schizophrener	15
2.2.4	Zu den Schuldgefühlen bei Ehepartnern von Depressiven	16
2.2.5	Zu den Auswirkungen einer Depression in Experimentalstudien	18
2.2.6	Zur Verhaltensweise der Ehepartner psychotischer Patienten	20
2.2.7	Zur Scheidungsrate bei endogenen Psychosen	22
2.2.8	Kapitelzusammenfassung	24
2.3	Zum Beziehungsmuster der Ehen mit einem psychotischen Patienten	25
2.3.1	Zum Beziehungsmuster schizophrener Patienten und ihrer Partner	27
2.3.2	Zum Beziehungsmuster depressiver Patienten und ihrer Partner	28
2.3.3	Kapitelzusammenfassung	31

2.4	Konzeptionelle Zusammenfassung des Literaturüberblicks...	32
3	**Methodische Probleme der Paarforschung.**	33
3.1	Zur Erfassung der Paarstruktur.	33
3.2	Zur Psychodiagnostik bei Ehepartnern.	39
4	**Eigene Untersuchung**	43
4.1	Zielsetzung und Gliederung der eigenen Untersuchung	43
4.2	Methodik.	44
4.2.1	Auswahl der Stichprobe	44
4.2.2	Untersuchungsinstrumente	45
4.2.3	Praktisches Vorgehen.	47
4.2.4	Fragestellungen und Hypothesen	48
4.3	Zur Charakterisierung des depressiven und schizophrenen Untersuchungskollektivs.	50
4.3.1	Statistische Analyse.	50
4.3.2	Ergebnisse und Diskussion.	50
4.3.3	Kapitelzusammenfassung	59
4.4	Zur Persönlichkeit der Ehepartner depressiver und schizophrener Patienten	60
4.4.1	Statistische Analyse.	60
4.4.2	Fallbeispiele.	65
4.4.3	Diskussion der Ergebnisse	67
4.4.4	Kapitelzusammenfassung	69
4.5	Zur persönlichkeitsspezifischen Paarkonstellation	70
4.5.1	Statistische Analyse.	71
4.5.2	Fallbeispiele.	76
4.5.3	Diskussion der Ergebnisse	79
4.5.4	Kapitelzusammenfassung	82
4.6	Zum krankheitsbezogenen Verhaltensmuster der Ehepartner.	82
4.6.1	Statistische Analyse.	83
4.6.2	Fallbeispiele.	88
4.6.3	Diskussion der Ergebnisse	92
4.6.4	Kapitelzusammenfassung	95
4.7	Zusammenfassung und Diskussion	95
5	Anhang (Tabellen).	102
	Literatur.	121
	Sachverzeichnis.	131

1 Einleitung

Die ehelichen Beziehungen und die damit verbundenen Problemstellungen sind für die Lebensqualität des einzelnen von vorrangiger Bedeutung. Dies gilt gerade auch für Menschen, die mit einer psychischen Problematik belastet sind und ihr Leiden auf die eine oder andere Weise mit ihrem Partner teilen. Psychisch behinderte Menschen sind in besonderem Masse auf ihre Angehörigen angewiesen. Depressiv oder schizophren Erkrankte machen dabei keine Ausnahme. Für viele unter ihnen ist der Ehepartner die engste und wichtigste Bezugsperson.

Zwar bleiben schizophrene Patienten – besonders wenn sie früh und damit vor dem üblichen Heiratsalter erkranken – häufig ledig. Doch ist mindestens jeder dritte Schizophrene verehelicht (Bleuler 1972). Bei depressiven Menschen liegen die Verhältnisse ähnlich wie bei der Durchschnittsbevölkerung (Overall 1971, Heins 1978). Auch die Mehrzahl der Patienten, die an einer Affektpsychose leiden, sind verheiratet (Angst und Perris 1968, Stevens 1969).

Diese Angaben weisen auf das enorme praktische Interesse hin, das der Untersuchung der Ehen dieser Kranken zukommt. Im einzelnen ist die Paarforschung aus folgenden Gründen wichtig:

1. Sie erlaubt eine bessere und vollständigere Beschreibung jener Verhältnisse, in denen der Kranke lebt und die ein kritischer Faktor für seine Prognose sind.
2. Sie erlaubt die Spezifizierung des familiären Umganges mit einem kranken Familienmitglied, für das sich insbesondere der Ehepartner verantwortlich fühlt und an das er sich anpassen muss.
3. Sie erlaubt die Beschreibung des interaktionellen Geschehens zwischen Patient und Ehepartner, dessen Erfassung für familientherapeutische Überlegungen Voraussetzung ist.

Die Erforschung der Ehen von endogen psychotisch Kranken hat dadurch aktuelle Wichtigkeit bekommen, dass heute immer mehr versucht wird, den Patienten in seiner häuslichen Umgebung zu lassen und Spitalaufenthalte oder zumindest lange Hospitalisationszeiten zu vermeiden. Auch wenn der Patient mit sozialpsychiatrischen Institutionen und moderner Psychopharmakatherapie unterstützt wird, hat die Familie die Hauptlast zu tragen.

Die Untersuchung der Ehebeziehungen depressiver und schizophrener Patienten ist ein relativ junger Zweig der Familienpsychiatrie. Sie kann sich deshalb auf ein weit kleineres Erfahrungswissen stützen als beispielsweise die Interaktionsforschung über die Herkunftsfamilien jugendlicher Schizophrener.

Wenn von genetisch ausgerichteten Arbeiten abgesehen wird, begannen sich psychiatrische Autoren zu Beginn der 50iger Jahre für die Familien von Schizophrenen zu interessieren. Es waren verschiedene Umstände, welche die Familien der Psychotiker ins Forschungsinteresse rückten. Zum einen hatten Sozialwissenschaftler theoretische Vorstellungen für die Entstehungsbedingungen der sozialen Devianz entwickelt und weckten damit Interesse für Fragen der familiären Struktur. Zum anderen führte die vertiefte Auseinandersetzung in der individuellen Psychotherapie mit Psychotikern die Therapeuten dazu, den Einfluss der einzelnen Angehörigen auf den Krankheitsprozess besser erfassen zu wollen.

In den Anfangsstadien dieser neuen Forschungsrichtung wurden zuerst die Herkunftsfamilien der Patienten näher untersucht, da man sich von der Erforschung der Eltern (vor allem Lidz 1958, 1965 und Alanen 1956, 1958) und ihrer Interaktion mit dem Kranken (vor allem Wynne et al. 1958, 1965) Auskünfte über die Bedingungen der Krankheitsentwicklung versprach. Hinter der Familienforschung wirkte als Stimulus vieler Untersuchungen spürbar die Hoffnung, mit neuen methodischen Ansätzen und einem „revolutionären" Blickwinkel zur kausalen Erklärung der schizophrenen (und später auch der affektpsychotischen) Erkrankung beizutragen. Dieses Engagement führte zu vielfältigen Einsichten. Mit der weiteren Differenzierung der Familienstudien zeigte sich aber auch, dass die Grundfrage der Aetiologie der schizophrenen Erkrankung auf dem eingeschlagenen Wege nicht auf einfache Weise zu lösen ist. In der Familienforschung ist in den letzten Jahren eine Art Tendenzwende spürbar geworden. Während früher häufiger die aetiologische Rolle der Familie für die Entwicklung eines schizophrenen oder (in geringerem Masse) depressiven Krankheitsbildes untersucht wurde, sucht man jetzt die Interaktionen zwischen den Patienten und den übrigen Familienmitgliedern stärker als Wechselwirkungen zu erfassen. Ernst (1956) und Willi (1962) haben schon früh darauf hingewiesen, dass eine schizophrene Erkrankung nicht ohne tiefe Auswirkungen auf die Familienmitglieder bleibt und dass das „Krankhafte" am Familienverhalten vielleicht die einzige Möglichkeit für eine Familie darstellt, einen Schizophrenen in ihrer Mitte weiterzuleben.

Aehnliche Ueberlegungen sind anzustellen, wenn die ehelichen Beziehungen von (monopolar-) depressiven oder schizophrenen Patienten mit ihren Ehepartnern studiert werden. Da viele schizophrene und ein Teil der affektpsychotischen Patienten erkranken, ohne dass sie je verheiratet waren, darf eine aetiologische Betrachtungsweise von vornherein nicht auf eheliche Interaktionen beschränkt sein. Auch die eigene Untersuchung ist nicht als Beitrag zur kausal-pathogenetischen Erklärung von depressiven und schizophrenen Krankheitsbildern gemeint.

Wer sich aber mit den ehelichen Interaktionen zwischen einem depressiven oder schizophrenen Patienten und seinem Ehepartner auseinandergesetzt hat, kann an der faktischen Bedeutsamkeit der Wechselwirkungen zwischen den Ehegatten (für die Folgen und den Verlauf der Erkrankung) nicht zweifeln. Er wird darum bemüht sein, empirisch fundierte Kenntnisse über die Paarbeziehungen solcher Kranker zu gewinnen. Aus dieser Situation heraus ist die vorliegende Arbeit entstanden. Es geht in erster Linie darum, die in der Literatur verstreuten Untersuchungen zu sichten und auf Grund eigener systematischer Nachforschungen zu einem geschlossenen Konzept beizutragen. Die Erforschung der Paarbeziehungen von depressiven und schizophrenen Patienten steht noch in der Anfangsphase. Deshalb ist zuerst zu klären, wie die Paarbeziehungen depressiver und schizophrener Patienten überhaupt aussehen, bevor die Frage des „Warum?" solcher Interaktionsweisen in Angriff genommen werden kann. Kaufmann (1972) erwähnt zu Recht, dass die Familienpsychiatrie nicht mit einer bestimmten Modellvorstellung (z.B. der Familie als Systemeinheit) begonnen hat, sondern ganz schlicht mit einem vermehrten klinischen Interesse für die einzelnen Angehörigen der psychiatrischen Patienten. In diesem Sinne wendet sich die eigene Arbeit nicht nur den Beziehungsmustern der Paare, sondern in deskriptiver Weise auch den Persönlichkeiten der Ehepartner und ihrer Reaktionsweisen auf die Erkrankung zu.

Die vorliegende Untersuchung beschäftigt sich ausschliesslich mit den ehelichen Beziehungen depressiver und schizophrener Patienten. Das Hauptgewicht der Arbeit liegt auf den Paarbeziehungen affektpsychotischer Patienten. Andere depressive Syndrome sind (als solche gekennzeichnet) nicht ausgeschlossen worden. Ehepaare mit einem schizophrenen Patienten werden als Vergleichsgruppe in ebenso systematischer Weise betrachtet.

Die folgenden *Hinweise an den Leser* möchten über den Aufbau der Arbeit orientieren, um die zielgerichtete Lektüre zu erleichtern.

Das Buch gliedert sich in zwei grosse Teile. In einem ersten Teil wird in einer Literaturübersicht das bisher noch nicht gesammelte Wissen über die verschiedenen Aspekte der Paarbeziehung depressiver und schizophrener Patienten zusammengetragen. Dabei werden ebenso kommunikationstheoretische Studien wie klinisch-psychiatrische Bestandesaufnahmen berücksichtigt, aber auch psychoanalytisch orientierte und verhaltenstherapeutische Untersuchungen eingeschlossen. Jedes Kapitel ist so konzipiert, dass es in sich abgeschlossen ist und für sich allein gelesen werden kann. Am Ende jedes Kapitels werden die übereinstimmenden Ergebnisse zusammengefasst. So kann der Leser auch dort einen schnellen Überblick über die wichtigsten Befunde erhalten, wo er sich nicht speziell in die abgehandelte Thematik vertiefen will.

In einem zweiten Teil wird die eigene Untersuchung dargestellt. Sie stützt sich auf die in der Literaturübersicht gewonnenen Einsichten und bezieht eigene klinische und therapeutische Erfahrungen des Autors ein. Als Untersuchungsmaterial dienen die Beobachtungen an über 100 Kranken und ihren Ehepartnern sowie die von ihnen ermittelten Testergebnisse. Auch hier ist darauf geachtet worden, die Ergebnisse thematisch zu gruppieren und kapitelweise zu resümieren. Zudem sind die mathematischen Analysen der Befunde jeweils auf spezielle Abschnitte konzentriert, so dass die daran anschliessende Diskussion der Resultate und ihre Illustration anhand von Fallbeispielen auch ohne statistische Kenntnisse gelesen werden können.

In einem zwischen Literaturübersicht und eigener Untersuchung eingeschobenen Kapitel wird noch näher auf die methodischen Probleme der Paarforschung eingegangen. Es ist ein allgemeines Anliegen der vorliegenden Arbeit, verbreitete (Vor-) Urteile gegenüber den ehelichen Beziehungen psychisch kranker Menschen kritisch zu überprüfen. Dazu gehört auch eine grundsätzliche Methodenkritik verschiedener Forschungsansätze (inklusive der eigenen) und ihrer Aussagemöglichkeiten.

Durch die systematische Auseinandersetzung mit den untersuchten Patienten und ihren Ehepartnern habe ich manche eigene Vorstellungen korrigieren müssen. Ich möchte allen Betroffenen, die in der Untersuchung als Probanden mitarbeiteten, für ihre Bereitschaft herzlich danken. H. Stassen, der mir ein ausserordentlich sorgfältiger und zugleich anregender mathematisch-statistischer Berater war, danke ich ebenso wie den Direktoren der Psychiatrischen Universitätsklinik Zürich, K. Ernst und J. Angst, ohne deren Unterstützung diese Arbeit nicht möglich gewesen wäre. Ferner gilt mein Dank in alphabetischer Reihenfolge A. Andreae, J. Binder, M. Bircher, A. Dittrich, S. Erb, S. Fischinger, J. Merz, U. Moser, Ch. Scharfetter, G. Schmidt, R. Süssli, M. Walti, I. Willi für ihre je verschiedene Hilfe.

2 Literaturübersicht

Die meisten Autoren, die sich in den letzten Jahren eingehender mit Paarbeziehungen von schizophrenen und depressiven Patienten beschäftigt haben, geben der Überzeugung Ausdruck, dass erst wenige Untersuchungen zu dieser Thematik veröffentlicht worden seien. Benedetti, der zuerst zusammen mit Kind, später mit Battegay und Rauchfleisch die psychiatrische Literatur zur Schizophrenie über zwei Jahrzehnte umfassend und detailliert zusammengestellt hat (1957, 1969, 1975), äussert sich zu den Paarbeziehungen Schizophrener in keinem Kapitel seiner Bücher. In ähnlicher Weise sind die Familienbeziehungen der depressiven Patienten weder im grossen Sammelreferat Beckers (1974) noch im Symposiumsbericht „Neue Perspektiven in der Depressionsforschung" von Heimann und Giedke (1980) berücksichtigt worden.

Gewiss steht die Eheforschung schizophrener und depressiver Patienten noch am Anfang ihrer Entwicklung. Aber zur beschriebenen Sachlage hat auch der Umstand beigetragen, dass die bereits vorliegenden Forschungsergebnisse, welche die Lebensgemeinschaften depressiver und schizophrener Patienten charakterisieren, bisher nicht unter einer einheitlichen Zielvorstellung gesammelt worden sind. Bereits veröffentlichte Literaturübersichten (Heins 1978, Hell 1980) haben sich ausschliesslich mit Einzelaspekten der Paarbeziehungen auseinandergesetzt. Dadurch werden viele Aussagen, die nicht in eigentlichen Familienstudien, sondern zum Beispiel in sozialpsychiatrischen Erhebungen gewonnen wurden, in diesem Zusammenhang nicht zur Kenntnis genommen und drohen verloren zu gehen. Zu diesem *weiteren Bereich der Familienforschung* gehören auch die Untersuchungen zur Persönlichkeit und psychischen Morbidität der Ehepartner schizophrener und depressiver Patienten, wird doch von der Persönlichkeit der Angehörigen ihre Bereitschaft abhängen, dem psychotisch Erkrankten Hilfe zu leisten. Hierzu ist ferner das Studium der Reaktionsweise der Ehepartner auf die Erkrankung der Patienten zu zählen. Die Anpassungsweise der Ehepartner ist sowohl geprägt durch wie prägend für die Paarbeziehungen der Patienten.

Diese älteren Bestrebungen sind durch neuere Kommunikationsstudien ergänzt worden, die gemeinhin als *Familienforschung im engeren Sinne* verstanden werden. Die Interaktionsstudien bedienen sich zwar ganz neuer Techniken, sind aber inhaltlich nicht von den Familienforschungen im weiteren Sinne abzugrenzen. Die quantifizierbare Interaktionsforschung ist sehr eng mit der modernen technologischen Entwicklung verknüpft und ist deshalb erst im letzten Jahrzehnt möglich geworden. Während die Bestimmung der psychiatrischen Auffälligkeit der Ehepartner noch mit einem relativ geringen Untersuchungsaufwand verbunden war, setzen die zuletzt entstandenen Untersuchungen zur Kommunikationsweise der Ehepartner sowohl spezielle Aufnahmegeräte (Audio- und Video-tapes) wie eine umfangreiche elektronische Datenverarbeitung voraus.

Folgende *Fragestellungen* werden dem Literaturüberblick zugrunde gelegt:

1. Wie lassen sich die Ehepartner von schizophrenen oder depressiven Patienten bezüglich ihrer Persönlichkeit resp. ihrer Psychopathologie charakterisieren? (Morbidität und Persönlichkeitsstruktur der Ehepartner von endogenen Psychose-Kranken).
2. Sind typische Reaktionsweisen der Ehepartner auf eine schizophrene resp. depressive Erkrankung ihres Gatten zu eruieren? (Reaktionsmuster der Ehepartner auf eine endogene Psychose).
3. Gibt es in Ehen mit einem depressiven resp. schizophrenen Patienten charakteristische Interaktionsweisen zwischen den beiden Ehegatten? (Eheliche Beziehungsmuster der schizophrenen resp. depressiven Patienten).

Bei der Bearbeitung dieser Fragestellung ist darauf zu achten, dass sich das psychiatrische Schrifttum ganz allgemein und unabhängig von allen methodischen Entwicklungen auf die negativen Seiten des Familienlebens konzentriert, sei es bezüglich der Psychopathologie der Ehepartner, der Soziopathologie ihrer Anpassungsweisen oder der Interaktionspathologie der Beziehungsmuster. Es ist jedoch auch zu fragen, inwieweit gesunde Persönlichkeitsanteile, realistische Auseinandersetzungen und echte Anteilnahme die Beziehung zum Kranken bestimmen.

Das *Schwergewicht der Literaturübersicht* wie auch der eigenen Studie liegt auf empirischen und *statistisch überprüfbaren Arbeiten*. Dadurch ergibt sich eine wichtige Einschränkung: Der in statistischen Arbeiten implizit enthaltene Anspruch, zu einer allgemein gültigen Aussage zu kommen, kann nur damit erkauft werden, dass explizit ausgeschlossen wird, ein einzelnes Paar spezifisch zu erfassen. Der Reichtum einzelner kasuistischer Arbeiten wird deshalb jeweils an entsprechender Stelle hervorgehoben. Es wäre leicht, die Widersprüchlichkeiten solcher Falldarstellungen, die auf „Sich einfühlen" und „Verstehen" beruhen, gegeneinander ins Feld zu führen. Es scheint mir sinnvoller, ihre Vielseitigkeit und Gegensätzlichkeit zum Spiegel der Komplexität und Paradoxie der menschlichen Beziehungen zu machen.

2.1 Zur Persönlichkeit und psychischen Morbidität der Ehepartner schizophrener und depressiver Patienten

Die Frage, ob Ehepartner gehäuft bestimmte Persönlichkeitszüge aufweisen oder psychopathologisch auffällig sind, ist aus familientherapeutischer Sicht von ebenso grosser Tragweite wie aus genetischer Sicht. Aus der Perspektive der Familienforschung lassen verschiedene Überlegungen die Persönlichkeit oder die Krankheitsanfälligkeit der Ehepartner bedeutungsvoll erscheinen.

1. Gemäss der *„Assortative Mating"-Theorie* fühlen sich Menschen zu ähnlichen Charakteren hingezogen („Gleich und Gleich gesellt sich gern"). „Assortative Mating" ist von vielen Autoren bezüglich verschiedenster Merkmale wie Körpergrösse, physischer Gesundheitszustand, Intelligenz, religiöses Bekenntnis, aber auch Neurotizismus nachgewiesen worden (Literaturübersichten bei Tharp 1963 und Crago 1972). Es kann nun dazu beitragen, dass sich möglicherweise schizophrene oder depressive Patienten mit ähnlich kranken Menschen verbinden (Homogamie). Dann würden unter den Ehepartnern

schizophrener und depressiver Patienten selber vermehrt schizophrene oder depressive Kranke zu finden sein.

Oder es ist denkbar, dass bestimmte prämorbide Persönlichkeitsstrukturen der Patienten die Wahl der Ehegatten beeinflussen. Dann müssten sich bei den Ehepartnern dieser Kranken analoge (oder komplementäre) Charakterzüge beschreiben lassen.

Die Gattenwahl wird natürlich durch äussere Faktoren mitbeeinflusst. So kann Homogamie zweier kranker Ehegatten im einen Fall erleichtert, im anderen erschwert sein. Hemmend wirken sich gesetzlich angeordnete Eheverbote für Geisteskranke aus. Hemmend wird sich auch die relativ geringe Incidenz der endogenen Psychosen auswirken, welche eine gleichartige Gattenwahl sehr schwierig macht. Hingegen kann die psychiatrische Behandlung dazu führen, dass sich unverheiratete Patienten in der Klinik oder im Ambulatorium gegenseitig kennenlernen.

2. Gemäss dem *Interaktionsmodell* können Beziehungsstörungen zwischen den Ehegatten zum Auftreten psychischer Krankheiten beitragen.

Bei neurotischen Störungen wurde dieser Mechanismus durch vielfältige Untersuchungen wahrscheinlich gemacht, indem in Quer- wie in Längsschnitt-Untersuchungen u.a. gezeigt wurde, dass mit ansteigender Ehedauer die psychischen Störungen bei den Ehepartnern der neurotischen Patienten zunehmen (Buch und Ladd 1965, Kreitman et al. 1970, 1971, Ovenstone 1973a und 1973b, Nelson et al. 1970, Collins et al. 1971).

Es ist nun denkbar, dass durch interaktionelle Prozesse auch die Ehepartner schizophrener oder depressiver Patienten in der einen oder anderen Weise auffällig werden.

3. Gemäss dem *Stressmodell* können äussere Belastungen psychische Störungen zur Auslösung bringen. Wenn beide Ehepartner unter der gleichen psychosozialen Stresssituation leiden, ist vorstellbar, dass auch beide psychisch erkranken. Zudem kann die psychotische Erkrankung des einen Ehepartners zum Stressor des andern werden.

Alle diese Überlegungen konvergieren in der Annahme, Ehepartner psychotischer Patienten seien überzufällig häufig psychisch krank oder in ihrer Persönlichkeit auffällig. Finden sich dafür statistische Hinweise?

Im folgenden wird zuerst auf Studien zur psychiatrischen Morbidität der Ehepartner eingegangen; dann werden erste Untersuchungen zu ihrem Persönlichkeitsbild zusammengefasst.

2.1.1 Zur Häufigkeit von psychiatrischen Krankheitsbildern unter den Ehepartnern psychotischer Patienten

Aus der umfangreichen Literatur über die Häufigkeit von psychiatrischen Krankheiten bei Ehepartnern psychotischer Patienten lässt sich erst ein zurückhaltendes Urteil bilden. Crago formulierte zwar 1972 in einem Übersichtsartikel, dass psychiatrische Krankheiten bei Ehepartnern von psychisch Kranken offensichtlich häufiger zu finden seien als bei Ehepartnern von „normalen" Individuen. Diese Ansicht stützt sich auf den Vergleich der tatsächlichen mit der zu erwartenden Häufigkeit von psychiatrischen Hospitalisationen resp. ambulanten Behandlungen der Ehepartner von Psychotikern, wie sie Penrose (1944), Gregory (1959), Kreitman (1962) und Nielson (1964) mittels Registerstudien angestellt haben. Danach würden Ehepartner von Psychotikern zwischen 1,4 mal (Nielson 1964) und 9mal (Penrose 1944) häufiger psychiatrisch behandelt als zu erwarten ist. Die Aussagekraft dieser Arbeiten muss aber stark eingeschränkt werden.

Erstens wurde mit sehr geringen Fallzahlen (maximal 29 Paare) gerechnet, die zudem nosologisch nicht auf endogene Psychosen eingeschränkt waren, sondern alle psychiatrischen Diagnosen (so z.B. auch die senile Demenz) einschlossen.
Zum zweiten erlaubt das Kriterium der psychiatrischen Behandlung keine hinreichend genaue epidemiologische Aussage. Psychiatrische Hospitalisation und ambulante Behandlung sind von sozialen Bedingungen abhängig. Soziale Strukturen betreffen aber beide Ehegatten eines Paares, so dass zu erwarten ist, dass Partner des gleichen Paares gehäuft psychiatrisch behandelt werden. Zudem kann die psychiatrische Behandlung des einen Partners auf den andern aufmerksam machen und damit die psychiatrische Behandlung erleichtern. Kreitman (1968) wies nach, dass bei Paaren, von denen beide Partner hospitalisiert worden sind, der zweite nach einer kürzeren Krankheitsphase als der erste hospitalisiert wurde.

Grössere Aussagekraft kommt den epidemiologischen Studien von Essen-Möller (1956) und Hagnell (1966) zu, welche die Gesamtbevölkerung einer halbländlichen Gegend Südschwedens (Lundby) untersucht haben. Diese zwei epidemiologischen Studien wurden von Hagnell und Kreitman (1974) bezüglich der Konkordanz von psychischen Störungen bei verheirateten Paaren ausgewertet. Dabei fanden sich unter total 2550 Einwohnern 50 Paare, bei denen beide Ehepartner als psychisch krank eingeschätzt wurden. Unter den 50 beidseits kranken Paaren litten aber nur vier Ehegatten an einer Psychose. Es wurde kein einziges Paar eruiert, bei dem beide Ehepartner an der gleichen Psychose litten. Die Mehrzahl der Ehegatten der „beidseits kranken Paare" litt an neurotischen und Persönlichkeitsstörungen. Die gefundene statistische Häufung von psychiatrischen Erkrankungen unter den „beidseitig kranken Ehepaaren" kam durch die neurotischen und psychopathischen Patienten, nicht aber durch die psychotischen Patienten zustande. Kreitman (1968) verglich neurotische und psychotische Paare, von denen beide Ehepartner psychiatrisch hospitalisiert worden waren. Er konnte über eine Klinikenquête in Südengland 74 solcher Paare finden. Wenn jene Paare, bei denen die Ehepartner die gleiche Diagnose haben, darauf untersucht werden, ob sie vor oder nach Ersthospitalisation geheiratet haben, so findet sich ein auffälliger Unterschied zwischen den psychotischen und neurotischen Paaren. Die psychotischen Paare verteilten sich gleichartig auf die Gruppe mit Krankheitsbeginn vor und die Gruppe mit Krankheitsbeginn nach Eheschluss, was durch das Interaktionsmodell nicht erklärbar ist. Die neurotischen Paare hatten dagegen schon viel häufiger vor der ersten Hospitalisation geheiratet und erkrankten meist erst nach Eheschluss. Dies ist mit der Interaktionstheorie vereinbar.

2.1.2 Zur Häufigkeit von Schizophrenien unter den Ehepartnern Schizophrener

Einige ältere deutsche Autoren aus der Schule Rüdins haben Auskünfte über die Ehepartner und von den Ehepartnern hospitalisierter Schizophrener eingeholt. Früh (1943), Egger (1942) und Leistenschneider (1938) fanden dabei keine deutliche Häufung von Geisteskranken unter den Ehepartnern Schizophrener.

Dies bestätigt Bleuler (1972) in seiner grossangelegten Katamnesen-Studie. Unter 120 Ehegatten litten zwei an einer sicheren, ein weiterer an einer wahrscheinlichen Schizophrenie.

Zum gleichen Resultat kam eine neuere, methodisch weiter entwickelte Vergleichsstudie der Ehepartner von 293 schizophrenen, manischen und unipolar-depressiven Patienten (Fowler und Tsuang, 1975). Die Diagnosestellung der Ehepartner geschah „blind", indem die Ehepartner aufgrund von protokollierten Familieninterviews ohne Kenntnis der Diagnose des Patienten beurteilt wurden. Unter den 49 Ehepartnern von schizophrenen Patienten wurde in dieser Untersuchung keine endogene Psychose gefunden. Die Autoren beschrieben jedoch eine signifikante Häufung von chronischem Alkoholismus und unspezifischen Persönlichkeitsstörungen unter den Ehepartnern von Schizophrenen verglichen mit den Ehepartnern von unipolar Depressiven. Bleuler (1972), Egger (1942) und Früh (1943) fanden etwas häufiger Schwachsinnige, als in der Durchschnittsbevölkerung vorkommen.

2.1.3 Zur Häufigkeit von Affektpsychosen unter den Ehepartnern Affektpsychose-Kranker

Bei den Affektpsychosen finden sich diesbezüglich weniger einheitliche Literaturangaben.

Wenn Fowler und Tsuang (1975) unter 185 Ehepartnern von unipolar depressiven Patienten zwei Ehepartner mit einer unipolaren Depression sowie einen Maniker fanden, entspricht dies etwa der in diesem Kollektiv zufällig zu erwartenden Häufigkeit an endogenen Psychosen.

Vier neue Studien haben das Erkrankungsrisiko der Ehepartner von Affektpsychose-Kranken mit einer psychisch gesunden Kontrollgruppe von chirurgischen Patienten verglichen (Gershon et al. 1973, Gershon et al. 1975, Dunner et al. 1975, Negri et al. 1979). Die Diagnose der Ehepartner wurde in der Mehrzahl aufgrund der Familienanamnese, wie sie vom Patienten erhoben wurde, gestellt. Die Ergebnisse dieser Studien sind widersprüchlich.

Gershon et al. (1973) fanden bei den 144 untersuchten Ehepartnern ein erhöhtes Krankheitsrisiko für Affektpsychosen, hauptsächlich bei den Frauen von bipolaren Kranken (20 %). Auch Dunner et al. (1976) stellten ein erhöhtes Krankheitsrisiko unter den weiblichen Ehepartnern von insgesamt 127 Affektpsychose-Kranken fest, konnten aber keine Häufung unter den männlichen Ehepartnern finden. Gershon et al. (1975) konnten in einer Nachuntersuchung in Jerusalem ihre früheren amerikanischen Befunde nicht mehr bestätigen. Auch Negri et al. (1979) fanden bei 72 Ehepartnern von Affektpsychotikern keine erhöhte Inzidenz an Affektpsychosen. Hingegen fanden sie eine deutlich erhöhte Zahl an Persönlichkeitsstörungen und chronischem Alkoholismus unter den Ehepartnern der Affektpsychotiker verglichen mit der chirurgischen Kontrollgruppe.
Eine andere Vergleichsgruppe wählten Baron et al. (1981). Sie verglichen 170 Ehepartner von Affektpsychotikern mit einem Kontrollkollektiv aus Ehepartnern von Spitalangestellten und Studenten. Sie fanden, dass 11 % der Angehörigen von Affektpsychotikern selber an einer Affektpsychose litten, was den Anteil der Affektpsychosen der Kontrollgruppe (1,6 %) signifikant überstieg. Es stellt sich jedoch die Frage, ob die unter Spitalangestellten ausgewählte Kontrollgruppe eine repräsentative Bevölkerungsgruppe darstellt, da Weissman und Myers (1978) in einer epidemiologischen Studie in den USA mit den gleichen diagnostischen Kriterien eine viel höhere Prävalenzrate an Affekterkrankungen (9 %) in der Durchschnittsbevölkerung gefunden haben.

Die vorliegenden Studien legen den Schluss nahe, dass die Erkrankungswahrscheinlichkeit an endogenen Psychosen bei den Ehepartnern von Schizophrenen nicht und bei den Ehepartnern von Affektpsychose-Kranken nicht sicher erhöht ist. Manches spricht dafür, dass die Verteilung der Krankheitsfälle unter den Ehepartnern statistisch zufällig ist. Die unterschiedlichen Ergebnisse der statistischen Analysen sind zum Teil darauf zurückzuführen, dass wegen der geringen Fallzahl an „beidseits kranken Paaren" jeweils wenige Einzelfälle die statistische Einschätzung des Krankheitsrisikos bestimmt haben. Verschiebungen bezüglich der Krankheitshäufung an endogenen Psychosen unter den Ehepartnern können dadurch zustande kommen, dass im einen Kollektiv gewisse Voraussetzungen zur Häufung von Geisteskrankheiten vorhanden sind, während sie im anderen Kollektiv fehlen.

2.1.4 Zur Persönlichkeit der Ehepartner psychotischer Patienten

Das Studium der Persönlichkeit der Ehepartner ist für die Paarforschung von zentraler Bedeutung. Während psychotische Erkrankungsphasen in den meisten Fällen auf eine relativ kurze Zeitspanne beschränkt bleiben, prägen sowohl die (prä- und postmorbide) Persönlichkeit der Patienten wie die Charakterart der Ehepartner in konstanter Weise die Paarbeziehung. Dabei darf allerdings nicht vorausgesetzt werden, dass die Persönlichkeitsstruktur beider Ehegatten im Laufe der Zeit absolut stabil bleibt. Es ist aber beim Studium der präpsychotischen Persönlichkeit der Patienten deutlich geworden, dass ihre Lebensgeschichte übereinstimmende Eigenheiten aufweisen, die mindestens für einen Teil der Patienten als charakteristisch angesehen werden können. Diese Eigenarten sind für das Verständnis des Ehelebens besonders wichtig. Sie sollen den Untersuchungen zur Persönlichkeit der Ehepartner kurz vorangestellt sein.

Schizophrene und endogen depressive Patienten unterscheiden sich nach vielfältigen Studien in ihrer prämorbiden Persönlichkeitsstruktur von der Durchschnittsbevölkerung. So hat insbesondere Bleuler (1972) statistisch gezeigt, dass schizophrene Patienten präpsychotisch überzufällig häufig schizoid-auffällige resp. schizoid-krankhafte Charakterzüge aufweisen. Die von vielen alten Autoren einprägsam beschriebene schizoide Wesensart — ihre äusserliche Undurchdringlichkeit und Starrheit sowie ihre innerliche Uneinheitlichkeit und Gegensätzlichkeit — wird in manchen Fällen auch das Zusammenspiel mit dem Ehepartner bestimmen. Alanen und Kinnunen (1974, 1975) sowie Planansky und Johnston (1967) haben darüber hinaus darauf hingewiesen, dass unter verheirateten Schizophrenen besonders viele passiv-abhängige und infantile Charaktere seien.

Monopolar depressive Patienten sind demgegenüber wiederholt als besonders ordentlich und gewissenhaft beschrieben worden. Kielholz (1957, 1971) sprach von einer skrupulösen Ehtik und von einem extremen Verantwortungsbewusstsein der Patienten. Nach Tellenbach (1974) will dieser Typus auf jeden Fall nicht unordentlich, nicht gewissenlos, nicht leistungsarm etc. sein. Der „Typus melancholicus" (Tellenbach 1974) konnte insbesondere durch von Zerrsen (1970, 1976, 1977) sowie an der Zürcher Forschungsabteilung (Frei 1977, Moerbt 1977) im Vergleich zu anderen psychiatrischen Krankengruppen und Gesunden als für monopolar Depressive spezifisch objektiviert werden. Kretschmer's Beschreibung (1951) einer gemüthaften zyklothymen Wesensart scheint demgegenüber am ehesten auf bipolare Affektpsychotiker zuzutreffen.

Wenn die endogen depressiven Patienten im strengen Ordnungsgefüge als besonders zuverlässig und vertrauenswürdig sowie als leistungs- und wertorientiert bezeichnet werden, so verdienen diese Charakteristika gerade für die Wahl der Ehepartner und für die Ausprägung der Paarbeziehung besondere Beachtung.

Die Persönlichkeit der Ehepartner ist bisher wenig untersucht worden. In der Literatur überwiegen klinische Berichte (Ostaptzeff et al. 1971, Grosser 1966, Kundert + Lässer 1978, Leff 1977), verhaltenstherapeutische Beobachtungen (Lewinsohn und Shaffer 1971, Lewinsohn und Shaw 1969), psychoanalytische Beschreibungen (Jacobson 1971) und familientherapeutische Falldarstellungen (Feldman 1976, Bretz 1975). In diesen kasuistischen Beiträgen wird einer feindseligen Haltung der Ehepartner gegenüber dem Patienten viel Raum gegeben. Mayo (1979) teilt die Ehepartner von 12 bipolaren Patienten nach vierjähriger mit Lithium kombinierter Ehetherapie in zwei Typen ein. Die einen seien passiv-aggressiv; sie würden sich konform verhalten, zugleich aber den Patienten mangelhaft unterstützen. Die anderen seien rigid-kontrollierend und verhielten sich gegenüber dem Patienten konkurrenzierend oder dogmatisch-starr. Wiederholt wird auch hervorgehoben, dass Angehörige die Gewissenhaftigkeit resp. den Masochismus (Adams 1965, Jacobson 1971) des Depressiven ausbeuten würden.

Es bestehen jedoch zu dieser Thematik nur sehr wenige statistische Untersuchungen, die sich auf eine vergleichbare Kontrollgruppe stützen. Zudem ist oftmals methodisch ungenügend zwischen prämorbider Periode, Krankheitsintervall und Krankheitsphase unterschieden worden, so dass die Befunde nur begrenzt interpretiert werden können.

2.1.5 Zur Persönlichkeit der Ehepartner von Schizophrenen

Die Frage, ob besondere persönliche Merkmale der Ehepartner die Paarbeziehung der Schizophrenen bestimmen, lässt sich noch nicht mit Sicherheit beantworten. Am ehesten scheint der Unterschied zwischen Ehen Schizophrener und „normalen Ehen" darin zu bestehen, dass in den Ehen Schizophrener oftmals eine Art Rollenumkehr zwischen den Geschlechtern stattfindet, indem die Männer schizophrener Frauen auffallend passiv, die Frauen schizophrener Männer auffallend aktiv sind.

Dupont und Grunebaum (1968) untersuchten 16 Männer von teils hospitalisierten, teils ambulant behandelten paranoiden Frauen mittels ausführlicher Interviews und psychometrischer Tests (MMPI, International Checklist). Sie beschrieben die Mehrheit dieser männlichen Ehepartner als „willing victims", da sie die Vorwürfe ihrer Frauen still ertrugen sowie aggressionsgehemmt und muttergebunden erschienen. Gerade die Ehegatten der vier Patienten, bei denen eine gesicherte paranoide Schizophrenie vorlag, widersprachen aber diesem Persönlichkeitsmuster. Auch Lichtenberg und Pao (1960) bezeichneten die Ehemänner von 43 schizophrenen Frauen auf Grund ihrer klinischen Beobachtung mehrheitlich als passiv. Auffällig viele seien schizoid oder Alkoholiker.

Alanen und Kinnunen (1974, 1975) haben in einer breit angelegten Studie die Ehepartner von 30 schizophrenen Patienten aus zwei psychiatrischen Kliniken untersucht. Es wurden nur Paare in die Studie aufgenommen, bei denen der schizophrene Patient nach der Heirat psychotisch erkrankt war, weil sich das psychodynamische Interesse der Autoren auf die Entwicklung der schizophrenen Krankheit bei verheirateten Personen bezog. Demzufolge führten die Autoren in der Mehrzahl der Fälle auch eine Familientherapie durch. Sie beurteilten 2/3 der Ehepartner aufgrund des psychiatrischen Interviews und verschiedener psychologischer Tests (Rorschach, TAT, WAIS) als in ihrer Persönlichkeit gestört. Unter den männlichen Ehepartnern fielen viele als passiv auf, unter den weiblichen Ehepartnern imponierten phallisch-narzisstische Züge (mit maskuliner Identifikation). Dabei ist kritisch anzumerken, dass diese mit spürbarer Empathie erhobenen Befunde nicht mit einer Kontrollgruppe verglichen und auch keiner Reliabilitätsprüfung unterzogen wurden. Die Autoren standen unter dem Eindruck, dass die beschriebenen persönlichen Eigenschaften der Ehepartner am ehesten mit dem Verwandtenkreis von Schizophrenen verglichen werden können.

Bei den von Alanen und Kinnunen untersuchten Paaren war die Mehrheit der Patienten passiv-abhängig. Damit übereinstimmend fanden Planansky und Johnston (1967) in einer kontrollierten Studie bei 96 Frauen von schizophrenen Männern, dass diese häufig einen passiven Charakter bei ihren kranken Männern als wünschenswert betrachteten. Demgegenüber wünschte sich die Kontrollgruppe von Ehefrauen gesunder Männer vermehrt Aktivität von ihren Ehegatten.

2.1.6 Zur Persönlichkeit der Ehepartner von Affektpsychose-Kranken

Die Persönlichkeit der Ehepartner endogen Depressiver ist ebenfalls erst ansatzweise untersucht worden. Auf Grund von Fragebogenuntersuchungen nähert sich ihre Selbstdarstellung dem Bild einer „sozial erwünschten Person" an, was darauf hinweisen kann, dass für sie (ähnlich den monopolar depressiven Patienten) die Ausrichtung nach sozialen Normen eine überaus wichtige Rolle spielt.

Ernst und Kupper (1978) haben im Krankheitsintervall 40 Ehepartner von monopolar depressiven Patienten mit Hilfe des Freiburger Persönlichkeitsinventars (FPI) in der Schweiz untersucht und das nicht repräsentativ ausgewählte Untersuchungskollektiv mit der deutschen Eichstichprobe des Testes verglichen. Methodisch muss wegen der verschiedenen Zusammensetzung der Kollektive bei einem solchen Vergleich mit Verzerrungen gerechnet werden, auch wenn bestimmte Alters- und Geschlechtsgruppierungen von den Autoren gezielt miteinander verglichen wurden.

Trotz solcher Einwände sind die erhobenen Befunde aufschlussreich. Die Ehepartner von monopolar depressiven Patienten schätzten sich im ganzen gesehen eher unproblematischer ein als der Bevölkerungsdurchschnitt. Sie sahen sich im einzelnen als signifikant psychosomatisch weniger gestört, beherrschter, zufriedener, ruhiger, nachgiebiger, verschlossener und emotional stabiler (FPI Skalen 1, 2, 3, 4, 7, 9, N). Bezüglich Geselligkeit, Gelassenheit, Gehemmtheit, Extraversion und Maskulinität fanden sich keine Unterschiede. Die Autoren interpretierten dieses Ergebnis dahingehend, dass die Ehepartner von Affektpsychotikern in auffälliger Weise das Bild einer sozial erwünschten Person wiedergaben. Zu einem ähnlichen Ergebnis kam auf anderem Wege eine Untersuchung von Bär (1975). Bär hatte Angehörige von 60 zyklothym Depressiven und 30 Schizophrenen zuerst in der Krankheitsphase, später im Krankheitsintervall durch die betreffenden Patienten mit einem vorgegebenen Fragebogen einschätzen lassen. Dabei zeigte sich, dass depressive Patienten ihre Angehörigen sowohl in der Krankheitsphase wie im Krankheitsintervall viel idealer einschätzten als schizophrene Patienten ihre Angehörigen, nämlich als signifikant nachgiebiger, fröhlicher, ausgeglichener und zuverlässiger. Allerdings ist kritisch hinzuzufügen, dass die Angehörigen der Depressiven mehrheitlich Ehepartner, während die Angehörigen der Schizophrenen häufiger Eltern waren. Dennoch ist aus der Untersuchung Bärs zu schliessen, dass Depressive ihre Ehepartner ebenfalls als sozial erwünscht erleben. Die erhobenen Selbstbeschreibungen der Ehepartner (Ernst und Kupper 1978) und die Fremdeinschätzung durch die Patienten (Bär 1975) decken sich weitgehend. Auch in der kleineren Studie von Harrow et al. (1969), die u.a. das Selbstbild der Ehepartner von zehn depressiven und zehn anderen hospitalisierten Patienten testmässig einschätzen liess, sahen sich die Ehepartner selbst nicht negativer als den Bevölkerungsdurchschnitt.

Bei bipolaren Krankheitsfällen können die Verhältnisse anders sein. So äusserten Greene et al. (1975, 1976) auf Grund von 100 Paartherapien mit manisch-depressiven Patienten die Ansicht, dass in der überwiegenden Mehrzahl der Paare (61 %) ein zwanghaft-kontrollierender Ehepartner mit einem gefühlvoll-unkontrollierten Patienten verheiratet sei.

2.1.7 Kapitelzusammenfassung

Eine grosse Zahl methodisch sehr unterschiedlicher Studien kommt zum Schluss, dass insbesondere Ehepartner schizophrener Patienten nicht wesentlich häufiger psychotisch erkranken als dies zufällig erwartet werden müsste. Bei Ehepartnern von Affektpsychose-Kranken gehen die Untersuchungsbefunde auseinander, lassen jedoch auch die Aussage zu, dass diese nur in einer kleinen Minderzahl an einer Affektpsychose leiden. Immerhin dürfte bei den endogen depressiven Kranken die Homogamie eine begrenzte Rolle spielen.

Verschiedentlich wurde eine leichte Häufung von Schwachsinn, Persönlichkeitsstörungen und chronischem Alkoholismus bei den Ehepartnern schizophrener Patienten gefunden. Diese Befunde sind aber im Gegensatz zu den besser abgrenzbaren Psychosefällen weniger gut belegt. Kritisch muss bemerkt werden, dass in den referierten Studien die Ehepartner von endogen Kranken mehrheitlich nicht persönlich untersucht wurden, sondern dass sich die psychiatrische Diagnosestellung auf eingeholte Auskünfte resp. auf Register- oder Krankengeschichteneinträge über die Ehepartner stützte.

Die Persönlichkeit der Ehepartner schizophrener und endogen depressiver Patienten ist schwieriger zu fassen und wurde erst vereinzelt untersucht.

Auf Grund dieser vorläufigen Untersuchungen zeichnen sich für das Persönlichkeitsbild der Ehepartner schizophrener und endogen depressiver Patienten unterschiedliche Tendenzen ab. Die Selbstdarstellung der Ehepartner endogen Depressiver nähert sich dem Bild einer „sozial erwünschten Person" an, was darauf hinweisen kann, dass soziale Normen für sie eine zentrale Rolle spielen. Sie werden wiederholt als gefügig und zuverlässig geschildert, während insbesondere bei den weiblichen Ehepartnern schizophrener Patienten der Eindruck eines offeneren Aggressivitäts- und Dominanzstrebens besteht.

Eine allzu weitgehende Interpretation dieser methodisch nicht genügend abgesicherten Befunde ist nicht angebracht. Da diese Persönlichkeitseinschätzungen zudem Querschnittsuntersuchungen entstammen, die nach Ausbruch der Psychose des Patienten erfolgten, bleibt auch offen, inwieweit diese Persönlichkeitsbilder reaktiver Natur und in der Auseinandersetzung mit einem je unterschiedlich erkrankten Gatten entstanden sind. Es wäre denkbar, dass eine (rezidivierende) Depression beim Partner ein resignativ-gefügiges und gleichzeitig ausharrend-kontrolliertes Selbstverständnis unterstützen könnte. Es ist aber auch möglich, dass eine bestimmte Gattenwahl im Sinne des „Assortative Mating" oder ein interaktioneller Zirkel zu einer solchen Persönlichkeitskonstellation beiträgt.

Die bisherigen Forschungsansätze werfen für die eigene Untersuchung viele Fragen auf. Lässt sich ein von der Durchschnittsbevölkerung abgrenzbares Persönlichkeitsbild bei Ehepartnern von endogen Erkrankten auch dann nachweisen, wenn das Untersuchungskollektiv repräsentativ erfasst wird und nach demographischen Daten vergleichbar zusammengesetzt ist? Steht das Persönlichkeitsbild der Ehepartner in erkennbarem Zusammenhang mit der Diagnose resp. dem Krankheitsverlauf der Patienten? Finden sich wesentliche geschlechtsspezifische Unterschiede? Schliesslich legen es klinische Beobachtungen nahe, das Auftreten verschiedener Persönlichkeitstypen zu untersuchen und sich nicht auf eine eindimensionale Charakterisierung zu versteifen.

2.2 Zum Reaktionsmuster der Ehepartner nach Ausbruch der Psychose

Reaktionsmuster und Charakter sind eng miteinander verbunden. Während im letzten Kapitel eher zeitkonstante Grundzüge der Persönlichkeitsforschung behandelt wurden, richten sich die folgenden Darstellungen auf die mehr zeitvariablen Reaktionsweisen der Ehepartner aus. Das Schwergewicht wird auf die konkrete Haltung der Angehörigen gelegt, wie sie gegenüber dem Kranken denken, fühlen und handeln.

Dabei ist zu berücksichtigen, dass Ehepartner nicht nur auf einen erkrankten Patienten reagieren, sondern auch selber Reaktionen auslösen.

Es ist im Einzelfall schwer auszumachen, was im Interaktionsablauf zweier Ehepartner als Actio und was als Reactio zu verstehen ist. Zu Recht haben systemtheoretisch orientierte Familientherapeuten (Watzlawick et al. 1967, Minuchin 1974) darauf aufmerksam gemacht, dass sich Verhaltens- und Kommunikationsweisen gegenseitig bedingen und ein bestimmter Stimulus nur künstlich aus einer Interaktionssequenz als Ausgangspunkt hervorgehoben werden kann. Auch Bleuler (1972) schreibt: „Je mehr ich mich in die Versuche vertiefe, das Kausalitätsverhältnis zu klären, um so unmöglicher erscheint mir ein solches Unterfangen. Auch hier dürfte die Frage nach einem Entweder – Oder (wie so oft in der Schizophrenieforschung) falsch gestellt sein. Weder bestimmt die Zuwendung der Angehörigen den Krankheitsverlauf, noch hängt der Helferwille der Angehörigen entscheidend von einem schicksalsbedingten Krankheitsverlauf ab. Viel mehr besteht ein ständiges Wechselspiel zwischen dem Zustand des Kranken und der Zu- oder Abwendung der Angehörigen. Dieses Wechselspiel ist kaum statistisch zu erfassen. Man erahnt es, sobald man sich in die einzelnen Krankengeschichten vertieft."

Die „Reaktionsweise" der Ehepartner auf eine psychiatrische Erkrankung hin umfasst kognitive, affektive und connative Aspekte. Wie verändert sich die Einstellung, das Empfinden und das Verhalten der Ehepartner gegenüber dem Erkrankten? Diese Teilaspekte des Reaktionsmusters sollen gesondert behandelt werden.

2.2.1 Zur Krankheitserfassung der Ehepartner psychotischer Patienten

Die Vorstellung, die sich Ehepartner als Laien von einer psychotischen Erkrankung der Angehörigen machen, kann schwerlich mit den Krankheitskategorien einer psychopathologisch differenzierten Psychiatrie verglichen werden. Dies schliesst nicht aus, dass sich die Angehörigen von entweder schizophren oder affektpsychotisch erkrankten Patienten ein genaues und je unterschiedliches Bild machen. Bisherige Untersuchungen zur Krankheitsvorstellung der Ehepartner haben sich aber darauf beschränkt, verschiedenartige Psychosefälle ohne nosologische Differenzierung zu studieren.

In der älteren Studie von Yarrow et al. (1955) wurden die Frauen von 33 psychiatrischen Patienten vom Beginn der Hospitalisation bis 6 Monate nach Spitalentlassung mehrere Male interviewt. Danach verhalten sich Ehepartner angesichts einer psychotischen Erkrankung ihres Gatten wie Menschen, die mit einer zwiespältigen Belastungssituation konfrontiert werden. Sie passen sich vorerst nur unwillig und langsam an die neue und für sie unangenehme Situation an. Erst nach und nach akzeptieren die Ehepartner das Verhalten ihres Gatten als gestört. Noch mehr Zeit verstreicht bis sie zur Überzeugung kommen, dass die Verhaltensstörung ihres Gatten Ausdruck einer psychischen Krankheit ist. Dieses Reaktionsmuster ist demjenigen nicht unähnlich, das Lederer (1952) schon früh als Anpassungsweise der Angehörigen an somatisch Kranke beschrieben hat. Auch bei körperlich Kranken werden Krankheitssymptome oft zuerst verleugnet oder dissimuliert und erst bei längerer Dauer als „krank" eingeschätzt. Psychiatrische Krankheitsbilder scheinen allerdings — der Erwartung entsprechend — noch schwerer akzeptiert zu werden. So verneinten 20 % der von Yarrow befragten Frauen beim ersten Spitaleintritt ihrer psychotischen Männer, dass diese krank wären. In einer anderen Untersuchung (Lewis und Zeichner, 1960) negierten drei Wochen nach Spitaleintritt 18 % der Angehörigen von 109 Ersthospitalisierten ein Kranksein. 40 % dieser Fälle wurden durch einen Arzt oder eine ausserhalb der Familie stehende Person entdeckt.

Die Erklärung dieses Verhaltens ist vielschichtig. Kreisman und Yoy (1974) diskutieren die Möglichkeit, dass eine psychotische Erkrankung vermehrt dissimuliert wird, wenn der Ehepartner eng an den Patienten gebunden ist und sich schwer von ihm distanzieren kann. Clausen (1959) und Safilios-Rothschild (1968) verwendeten die gleiche strukturierte Interviewtechnik zur Befragung der Ehepartner von 23 resp. 28 schizophrenen Patienten und fanden übereinstimmend, dass ein Verhalten der Patienten, das sich gegen den Ehepartner richtet, als devianter eingeschätzt wird als im umgekehrten Fall. In anderen Situationen wurde eine Krankheit von Ehepartnern nicht festgestellt, weil die Ehegatten nebeneinanderher lebten oder fremdgebunden waren (Sampson et al. 1962).

Die referierten Arbeiten legen den mit der Erfahrung übereinstimmenden Schluss nahe, dass es den Ehepartnern psychotischer Patienten oft schwerfällt, sich die Erkrankung ihrer Gatten einzugestehen, und dass psychotische Patienten von ihren Ehepartnern entgegen der häufig vertretenen Meinung eher zu selten als zu häufig „zum Kranken gestempelt" werden.

Neben der Alternativfrage „krank oder gesund" können auch psychologische oder nicht-psychologische Krankheitsmodelle den kognitiven Zugang des Angehörigen zum Patienten charakterisieren. In den bisherigen Untersuchungen wurde allerdings nicht die Meinung der Angehörigen über die Erkrankung des für sie wichtigen Familienmitgliedes erfragt, sondern eine generelle Vorstellung über Geisteskrankheiten.

Es ist deshalb nicht überraschend, dass das Krankheitsmodell der Angehörigen hauptsächlich durch den soziokulturellen Hintergrund bestimmt wird (Hollingshead und Redlich 1958, 1975, Freeman und Simmons 1963). Höherer Bildungsgrad resp. höhere soziale Schicht gehen mit einer vermehrten „Psychologisierung" der Patienten einher. Eine neuere Untersuchung hat nachgewiesen, dass die solcher Art erfasste Krankheitsvorstellung der Angehörigen nichts über die Prognose des Patienten aussagt:

Vanicelli et al. (1980) untersuchte mit einer Verlaufsstudie die Einstellung der Angehörigen (mehrheitlich Ehegatten und Eltern) von 93 Patientinnen mit verschiedenen Krankheitsbildern (50 % Schizophrene, 12 % Affektpsychosen, 18 % Border-line Fälle) während eines mehrjährigen Krankheitsverlaufes. Sie beurteilten die Haltung der Angehörigen gegenüber den Patientinnen in 2-monatigen Abständen mittels eines speziellen Tests, der fünf verschiedene Krankheitsvorstellungen erfasst. Entgegen den Hypothesen der Autoren erwies sich das Bild, das sich die Angehörigen von einer Geisteskrankheit machten, als vom Krankheitsverlauf der Patienten und vom Therapieangebot unabhängig und stabil. Das Krankheitsmodell wurde allein durch den soziokulturellen Hintergrund der Angehörigen bestimmt.

2.2.2 Zu den emotionalen Reaktionen der Ehepartner psychotischer Patienten

Wenn ein Ehepartner zur Überzeugung kommt, dass sein Gatte psychisch krank ist, kann er dadurch nach eigener Beobachtung (Hell 1980) oft entlastet werden, weil er nun das unvoraussehbare und bizarre Verhalten seines Gatten weniger als persönliche Kränkung empfinden und es weniger auf die ehelichen Verhältnisse beziehen muss. Zugleich muss sich der Ehepartner jedoch mit der „Krankschreibung" des Gatten innerlich ein Stück weit von seinem nächstem Angehörigen distanzieren, indem er Teile von ihm als fremdartig und krank erlebt.

Aus klinischer Sicht ist der Anpassungsprozess des Ehepartners an den Patienten ausserordentlich vielschichtig. Die Empfindungen der Angehörigen können kaum auf einfache Gefühlsqualitäten wie Angst, Schuld, Scham, Mitleid, Hilflosigkeit, Ressentiment oder Wut reduziert werden. Viele Gefühle sind entsprechend der zwiespältigen Lebenssituation ambivalenter Art, wechselhaft, plötzlich einschiessend und wieder verleugnet. Es müssen auch nicht nur negative Empfindungen verspürt werden, sondern es können solche mit Gefühlen der Sympathie oder der Dankbarkeit gemischt sein. Zudem werden sich die Empfindungen im Laufe der Krise auch verändern. Dies macht eine quantitative Bestimmung der Gefühlsreaktion eines Ehepartners äusserst schwierig. Es muss ja auch erwartet werden, dass die Betroffenen intime Gefühle ungern preisgeben.

Zwei Untersuchungswege führen aus diesem Dilemma: Es kann versucht werden, die Stimmungslage über eine gewisse Zeitspanne zu bestimmen und sie als Parameter für die darunterliegenden Gefühle zu nehmen. Oder man kann zu Experimentalstudien greifen und unter Laborbedingungen prüfen, wie Untersuchungsprobanden auf depressive oder schizophrene Menschen reagieren. Beide Möglichkeiten sind erprobt worden. Zuvor soll aber noch auf jene Studien eingegangen werden, die auf mehr impressionistische Weise zu einer Aussage über die Gefühlslage der Ehepartner gekommen sind.

2.2.3 Zu den Schamgefühlen bei Ehepartnern Schizophrener

Die meisten Untersucher, die sich mit der emotionalen Reaktion von Angehörigen auseinander gesetzt haben, sind von der Überzeugung ausgegangen, dass Angehörige von psychotischen Patienten dadurch belastet würden, dass die Krankheit eine soziale Stigmatisierung mit sich bringe. In der Tat haben Studien aus verschiedenen Ländern (Literaturübersicht bei Rabkin 1972) nachgewiesen, dass psychisch Kranke und insbesondere Schizophrene ein geringes Sozialprestige haben. Doch wurde — was weniger bekannt, aber ebenfalls wichtig ist — ebenso überzeugend dargelegt, dass Menschen, die näheren Kontakt mit psychiatrischen Patienten haben (Goffman 1963) oder mit solchen verwandt sind (Chin-Shong 1968), den Kranken weniger ablehnen als jene, die ihnen fern stehen. Es sind also bei Angehörigen weniger Schamgefühle und Ressentiments zu erwarten, als dies die durchschnittliche Volksmeinung befürchten lässt. So fanden Pasamanick et al. (1967) in einer Verlaufsstudie bei Untersuchungsbeginn nur bei 15 % und nach 6 Monaten bei 2 % resp. 7 % ihrer untersuchten Gruppen von Angehörigen Schizophrener Schamgefühle. Auch Herz et al. (1976) stellten drei Wochen nach Hospitalisation von 175 diagnostisch gemischten Patienten (63 % Schizophrene) in nur 7 % solche Schamgefühle fest. Dabei handelte es sich in dieser Untersuchung bei der Hälfte der Patienten um Ersthospitalisierte. Wichtiger scheinen nach Herz et al. (1976) reale Zukunftsängste, Spannungsgefühle („Nervosität") und depressive Verstimmungen bei den Angehörigen zu sein.

Da bei den referierten Untersuchungen die Vertrauenswürdigkeit der Angaben nicht (z.B. mittels einer Offenheitsskala) überprüft wurde, ist anzunehmen, dass ein Teil der vorhandenen Schamgefühle wegen ihrer sozialen Unerwünschtheit nicht geäussert wurde. Bei vorsichtiger Interpretation ist aus den Befunden zu schliessen, dass Schamgefühle zwar den Angehörigen und insbesondere den Ehepartnern von Schizophrenen zu schaffen machen, dass sie aber nicht so häufig sind, wie angenommen wird, und dass sie nicht so wichtig wie andere subjektive Belastungsfaktoren erscheinen.

Schamgefühle können die Beziehungen der Angehörigen zu Aussenstehenden gefährden. So sind Schamgefühle wiederholt für den Abbruch der Kontakbeziehung von Angehörigen Schizophrener verantwortlich gemacht worden (Hell 1976, 1978, Yarrow et al. 1955). Die beobachtete Ghettoisierung der Angehörigen Schizophrener, die von anderen Untersuchern (Freeman und Simmons 1968) jedoch in Frage gestellt wurde, ist aber kein einfach zu interpretierendes Phänomen. Neben Schamgefühlen führen auch Verhaltensstörungen der Patienten sowie Überlastungsgefühle der Ehepartner zu einer Kontakteinbusse.

Hollingshead und Redlich (1958, 1975), die mit ihren vielgelesenen Untersuchungen zur Popularisierung der Scham- und Schuldgefühle beigetragen haben, sahen die emotionale Reaktion der Angehörigen vom Sozialstatus der Familie abhängig. Sie interpretierten ihre New-Haven-Befunde dahingehend, dass Schuld- und Schamgefühle hauptsächlich in höheren Schichten mit gehobenem Bildungsniveau auftraten, während die Unterschichten vermehrt mit Angst- und Ressentimentgefühlen reagierten. Myers und Roberts (1959) fanden allerdings in einer ausführlichen Nachuntersuchung von Angehörigen Schizophrener des gleichen Krankenguts, dass die Angehörigen der untersten Schicht nicht ohne Schamgefühle waren.

2.2.4 Zu den Schuldgefühlen bei Ehepartnern von Depressiven

Schamgefühle treten nicht nur bei schizophrenen Patienten, sondern natürlich auch bei Ehepartnern von Affektkranken auf. In analoger Weise treten Schuldgefühle nicht nur bei Angehörigen von Depressiven auf. Viele Autoren haben aber darauf hingewiesen, dass eine Depression in spezifischer Weise Schuldgefühle zu erwecken vermag. Depressives Verhalten wird ja oft als versteckter Vorwurf empfunden oder als Appell verstanden, sich zu ändern. Jacobson (1971) beobachtete ähnlich wie andere Psychoanalytiker einen Zusammenhang solcher provozierter Schuldgefühle mit aggressiven Reaktionen der Ehepartner gegenüber dem Depressiven. Auch Häfner (1978) ist in unsystematisierten Beobachtungen aufgefallen, wieviele Angehörige von endogenen Depressiven zu Beginn der Krankheit mit Wut und Hilflosigkeit reagieren.

Schuldgefühle können auch eng mit depressiven Reaktionen verknüpft sein. In unkontrollierten Studien und in Einzelfalldarstellungen wurde immer wieder beobachtet, dass die Stimmung des Ehepartners dazu tendiert, der Stimmung des affektpsychotischen Patienten parallelzugehen, dass also der Ehepartner eines Depressiven ebenfalls bedrückt sei (u.a. Mayo et al. 1979a und 1979b, O'Conell und Mayo 1981, Greene et al. 1975, 1976, Demers und Davis 1971, Wadeson und Fitzgerald 1971). Rubinstein und Timmins (1978) sprechen von „bipolar depressiven Dyaden", wenn die Ehepartner von depressiven Patienten ebenfalls depressiv sind. Allerdings übt nach Schulte (1961) gerade eine endogene Verstimmung im Gegensatz zur einfühlbaren traurigen Verstimmtheit auf die Umgebung eine geringere Induktion aus, da sie nicht zum affektiven Mitschwingen anrege.

Andererseits wurde vor allem von Familientherapeuten – im Sinne der Systemtheorie – hervorgehoben, dass Ehepartner erst nach Abklingen der Depression des Patienten selber depressiv werden, dass also das Symptom vom einen auf den andern Gatten verschoben werde. Kohl (1962) beobachtete in einer nicht repräsentativen Studie bei 39 Klinikpatienten ausnahmslos pathologische Reaktionen der Ehepartner, wenn sich die Patienten von ihrer Krankheit erholten. Bei Besserung der (meist depressiven) Patienten traten eigene Schwierigkeiten der Ehepartner in den Vordergrund, nämlich am häufigsten depressive Reaktionen (in vier Fällen Suizidversuche), ferner Scheidungsdrohungen und exzessives Trinken.

Solche Fälle von Symptomverschiebungen sind mitunter so auffällig und dramatisch, dass sie die wahrscheinlich mehrheitlich anders gelagerten Fälle überdecken. Dabei können Symptomverschiebungen ebenso Folge einer pathologischen Familiendynamik sein wie Ausdruck der Erschöpfung der Ehepartner nach einer langen krankheitsbedingten Belastungsperiode (im Sinne der Entlastungsdepression nach Ruffin und Schulte).

Eine erste kontrollierte und repräsentative Studie konnte die Annahme dieser beiden Theorien, dass nämlich die Stimmungslagen der beiden Ehegatten entweder positiv oder negativ miteinander korrelieren, nicht bestätigen. Coleman und Miller (1975) verglichen in einer methodisch sorgfältigen und mittels Validitäts- und Reliabilitätsprüfung abgestützten Studie die Selbsteinschätzungen von 154 ambulanten depressiven Patienten mit derjenigen ihrer Ehepartner bezüglich Depressivität (Beck-Fragebogen) und ehelichen Schwierigkeiten (Locke- und Wallace-Fragebogen). Dabei ergab sich keine signifikante Beziehung zwischen der Stimmungslage des Patienten und derjenigen des Ehepartners. Allerdings wurde nicht geprüft, ob sich Untergruppen abgrenzen lassen, bei denen die Stimmungslage zwischen den beiden Ehegatten teils parallel geht, teils gegensätzlich verläuft. Hingegen fand sich ein signifikanter Zusammenhang zwischen der Depressionstiefe des Patienten und den von beiden Gatten übereinstimmend angegebenen Eheschwierigkeiten.

Besser als das Auftreten eigentlicher depressiver Verstimmungen ist das Auftreten von Resignationsgefühlen bei Ehepartnern Depressiver belegt (vgl. Kapitel über die Persönlichkeit von Ehepartnern von Affektpsychotikern). Lutz et al. (1980) befragten die Ehemänner von je 20 alkoholkranken und depressiven hospitalisierten Patientinnen mittels eines strukturierten Interviews. Bei Fragen nach dem subjektiven Erleben im retrospektiv erfassten Zeitraum von 3 Wochen vor Hospitalisation der Patientinnen berichteten die Ehemänner depressiver Frauen mehr von resignativen Gefühlen als die im allgemeinen stärker belasteten Ehemänner von Alkoholikerinnen. Nach Ausgleich (Auspartialisierung) von Differenzen der Altersverteilung und des Krankheitsverlaufes zwischen den beiden Untersuchungsgruppen erwies sich der Unterschied bezüglich des Ausmasses an subjektiv empfundener Resignation noch immer als statistisch signifikant.

2.2.5 Zu den Auswirkungen einer Depression in Experimentalstudien

Die Auswirkung der depressiven Gestimmtheit auf andere Personen ist in mehreren experimentellen Arbeiten mit aufwendiger Methodik genau studiert worden (Izard 1964, Gouaux 1971, Coyne 1976, Hammen und Peters 1977 und 1978, Howes und Hokanson 1979, Hokanson et al. 1980). Diese Untersuchungen wurden an Personen — meist Studenten — durchgeführt, welche keine persönlichen Beziehungen zu Depressiven hatten. Sie sind für unsere Thematik jedoch wichtig, weil sie unter Laborbedingungen eine bestimmte psychologische Gesetzmässigkeit aufzeigen, wie Menschen auf Depressive reagieren. Obwohl die Versuchsanordnung in den angeführten Studien unterschiedlich war, stimmen die Befunde und Schlussfolgerungen der Autoren weitgehend überein.

Izard (1964) und Gouaux (1971) exponierten die Untersuchungsprobanden mit schauspielerisch dargestellten resp. filmisch vermittelten Personen, die traurige oder eher glückliche Rollen verkörperten. Hammen und Peters (1978) sowie Howes und Hokanson (1979) liessen Studenten im Gespräch mit Untersuchungsprobanden entweder einen depressiven oder einen stimmungsmässig ausgeglichenen Menschen spielen. Hokanson et al. (1980) verwendeten eine bestimmte Spielsituation (das sogenannte Gefangenen-Dilemma). Coyne (1976) liess Untersuchungspersonen mit verschiedenen ambulanten psychiatrischen Patienten und gesunden Kontrollpersonen telefonieren und prüfte nachher — wie die andern Untersucher — testmässig die Befindlichkeit der Probanden und fragte sie, ob sie die angesprochenen Patienten wieder sehen möchten (Einschätzung der sozialen Attraktivität der Patienten).

Es zeigte sich in allen Untersuchungen ausnahmslos, dass sich die Untersuchungspersonen signifikant häufiger von „Depressiven" zurückziehen als von „Gesunden" und — in der Untersuchung von Coyne (1976) — von nicht-depressiven psychiatrischen Patienten. „Depressive" Männer wurden von weiblichen Probanden noch mehr zurückgewiesen als „depressive" Frauen von männlichen Probanden (Hammen und Peters 1977).

Depressive wirken also auf Mitmenschen mehrheitlich unattraktiv. Dieser Befund schliesst nicht aus, dass sich in den Untersuchungen eine identifizierbare Untergruppe von Personen von Depressiven angezogen fühlt, sei es, weil sie ähnlich fühlen oder den Depressiven helfen wollen oder sei es, weil sie durch den Hilfsappell der Depressiven in ihrem Selbstgefühl stimuliert werden.

Die gefundene distanzierte Haltung der Mehrheit der untersuchten Personen gegenüber Depressiven ist in allen referierten Untersuchungen (mit Ausnahme von Howes und Hokanson 1979) damit gekoppelt, dass der „Depressive" bei den Bezugspersonen überzufällig häufig eine bedrückte Stimmung auslöst. Die deprimierende Wirkung ist nicht notwendigerweise mit dem Inhalt der sprachlichen Mitteilung des Depressiven gekoppelt, sondern kann allein durch den Affekt, d.h. den averbalen Ausdruck des Depressiven, induziert werden. So haben Hammen und Peters (1978) den Gesprächsstoff mittels eines Skriptums konstant gehalten, so dass nur die Affektlage der Interviewten differierte. Dennoch reagierten die Gesprächspartner von Depressiven in ihrer Stimmung bedrückter und niedergeschlagener als die Gesprächspartner von „Nicht-Depressiven".

Hokanson et al. (1980) zeigten mittels einer experimentellen Spielsituation, dass Bezugspersonen gegenüber Depressiven mehr Hilflosigkeit verspüren als gegenüber Nicht-Depressiven. Wenn der „Depressive" in der Spielsituation in schwacher Position ist, opfern sich die Mitspieler gegenüber dem „Depressiven" vermehrt auf und äussern weniger Vorwürfe als gegenüber den „Nicht-Depressiven". Es ist möglich, dass sie dadurch die depressive Tendenz belohnen und verstärken, worauf verschiedene Verhaltenstherapeuten aufmerksam gemacht haben (vgl. de Jong et al. 1980, Blöschl 1978).

Die aus diesen Untersuchungen folgende Gesetzmässigkeit, dass eine Depression den Gesprächspartner verunsichert und deprimiert und bei ihm ein verändertes Verhaltensmuster provoziert, dürfte auch für Ehepartner endogen Depressiver von grosser Bedeutung sein. In Familiengesprächen ist immer wieder feststellbar, dass sich die Ehepartner auf unbekannte Weise und durch für sie undurchschaubare Mechanismen bedrückt und hilflos gemacht fühlen. Die Angehörigen empfinden Unsicherheit, da die Veränderung des Patienten für sie nicht einsichtig ist und sich deutlich von bekannten Trauerzuständen unterscheidet. Weil sich die Ehepartner nicht wie neutrale Untersuchungspersonen in den oben angeführten Experimenten auf einfache Art der unerfreulichen Situation entziehen können, geraten sie leicht in einen Annäherungs-Vermeidungskonflikt. Coyne (1976) hat diesen Interaktionszirkel eingehend beschrieben. Danach verhalten sich viele Ehepartner von Depressiven zwiespältig, als wollten sie einerseits ihren kranken Gatten helfen und sich gleichzeitig zum eigenen Schutze von ihnen fernhalten.

Die referierten Experimentalstudien und die klinischen Beschreibungen von Angehörigen ergänzen sich dahingehend, dass eine Depression nicht ohne emotionale Auswirkung auf die Bezugsperson bleibt. Die emotionalen Reaktionen der Angehörigen Depressiver erscheinen aber komplexer als die experimentell gefundenen Gesetzmässigkeiten bei Untersuchungsprobanden. Es müsste auch klarer zwischen den verschiedenartigen Wirkungen, die einerseits eine psychogene Verstimmung und andererseits eine endogene Depression bei den Angehörigen auslösen, unterschieden werden, auch wenn die Übergänge recht fliessend sein können. Cammer (1971) sah z.B. bei reaktiven Depressionen häufig eine einfühlend-sympathische bei neurotischen Depressionen eine zwischen Verständnis und Abwehr zwiespältig schwankende und bei endogenen Depressionen eine distante Haltung der Angehörigen. Fest steht, dass eigentliche Depressionen als Reaktionsweisen bei Angehörigen selten sind, so dass klinische Depressionsfragebogen (wie bei Coleman und Miller 1975) die Stimmungslage der Ehepartner statistisch kaum erfassen. Es müssten auch bei Angehörigen feinere Stimmungsqualitäten gemessen werden, um ihre Traurigkeit, Mattigkeit und Erschöpfung zu bestimmen, die eben nicht einer eigentlichen Schwermut entsprechen.

Ein betroffener Ehemann hat den Unterschied zwischen seiner Verzweiflung und der Melancholie seiner Frau in einer Veröffentlichung eindrücklich belegt:
„Meine Frau hat das so erlebt, als habe sie mich mit meiner Depression angesteckt. Ich habe das Gefühl . . ., dass da doch noch ein wesentlicher Unterschied bleibt zwischen ihrer Schwermut in dieser Zeit und der inneren Müdigkeit, die ihr Leiden bei mir auslöste. Ihre Schilderungen wirken an manchen Stellen selbst auf mich, der alles so nahe miterlebte, fremd und erschreckend. Ich war damals nur „einfach" müde und innerlich matt. Das freilich zeitweise in einem Ausmass, das mich jetzt auch erschreckt." (Weber 1978).

Um diesen beschriebenen Gegensatz von Trauer und Depression hervorzuheben, sprach Schulte (1961) geradezu von einem Nicht-traurig-sein-können der endogen Depressiven und meinte damit jene Abwesenheit objektbezogener Gefühlsbewegungen, die als Sentiment du vide (Janet) oder als Gefühl der Gefühllosigkeit (Lange) oder ähnlich bezeichnet worden ist.

2.2.6 Zur Verhaltensweise der Ehepartner psychotischer Patienten

Wir sind bisher auf gedankliche Vorstellungen und emotionale Empfindungen der Ehepartner bei Ausbruch einer Psychose beim Patienten eingegangen. Diese inneren Vorgänge können als Vorläufer der schwierigen und schwerwiegenden Verhaltensänderungen betrachtet werden, denen sich die Ehepartner im Umfeld einer Psychose in der einen oder anderen Weise unterziehen müssen. Die Anpassungsweise der Ehepartner umfasst so verschiedenartige Aspekte, dass eine zusammenfassende Darstellung sich auf einige wenige Punkte beschränken muss. Hier soll das Schwergewicht auf der Frage liegen, inwieweit psychotische Patienten von ihren Ehepartnern akzeptiert oder verstossen werden.

Viele eindrucksvolle kasuistische und engagierte klinische Beobachtungen haben aus innerer Anteilnahme am Schicksal der Kranken vor allem das Verlassen- und Zurückgestossenwerden der psychotischen Patienten durch ihre Lebenspartner betont.

So beobachteten Johnston und Planansky (1968), die über mehrere Jahre hinweg Gespräche mit 36 Ehefrauen von chronisch schizophrenen Männern geführt hatten, dass sich bei den Ehefrauen nach anfänglichem Engagement für den kranken Partner immer mehr Ernüchterung und Zweifel breitmachten, wenn der Patient weitere Male hospitalisiert werden musste. „(Diese Frauen) empfanden, dass sie die Nachteile einer Witwe, aber keine der Vorteile haben, wirklich eine Witwe zu sein." Aus diesem Erleben heraus trennten sich schliesslich 20 der 36 Frauen von ihrem Mann. Johnston und Planansky und im Anschluss daran Buddeberg und Kesselring (1978) versuchten verschiedene Anpassungsmuster der Ehepartner an die schizophrene Krankheit zu unterscheiden. Sie schilderten Ehepartner, welche die Krankheit als Schicksalsschlag ohne weiteres Nachdenken in indifferenter Weise akzeptierten. Andere nahmen den Kranken rationalisierend an, indem sie aufsteigende Ängste abwehrten und die Krankheit intellektualisierten.

Bei einer dritten Gruppe von Ehepartnern äusserten sich ambivalente Einstellungen in einem fluktuierenden Verhalten, das je nach Zustand des Patienten zwischen Toleranz und Verwerfung pendelt. Ein solch zwiespältiges Verhalten sei oft das Vorstadium zur endgültigen Distanzierung vom Patienten, welches die Autoren als vierte und häufigste Lösungsweise beschreiben.

Murphy (1963) fiel bei 18 Frauen von schizophrenen Männern, im Gegensatz zu 18 Frauen von nicht-schizophrenen psychiatrischen Patienten, eine passive Annahme der Patienten bei gleichzeitiger emotionaler Distanz auf. Ähnlich fanden Lichtenberg und Pao (1960) in einer impressionistischen Studie bei 43 Ehemännern von hospitalisierten schizophrenen Frauen, dass ungefähr die Hälfte der Ehepartner (46 %) die alte Beziehung passiv abwartend aufrecht erhielt, ohne den Patienten wirklich Unterstützung zu geben. Nur 1/5 habe konstruktive Mitarbeit geleistet, die übrigen seien obstruktiv und verstossend gewesen.

Ähnlich kritische Anpassungsweisen werden auch von Ehepartnern depressiver Patienten beschrieben. Cammer (1971) unterschied in lebensnaher Kasuistik zwischen verschiedenen positiven und negativen Haltungen der Angehörigen. Neben offenem Loswerden-Wollen der depressiven Patienten durch die Ehepartner gäbe es auch feinere Abwehrhaltungen wie z.B. die Hintertreibung jeglicher Behandlung oder eine übertriebene Märtyrerhaltung, wobei der Angehörige bei jeder Gelegenheit geschwätzig das eigene Leiden vortrage. Auch Mayo (1979) fiel auf, dass ein Patient in schwerer Depression vom Ehepartner oft übertrieben und damit unecht akzeptiert würde.

Diese negativen Aspekte des Partnerverhaltens, so typisch sie in Einzelfällen erscheinen, sind für die Gesamtheit der betroffenen Ehepartner nicht repräsentativ. Epidemiologische Studien − mit einem gröberen Untersuchungsraster − zeichnen ein bedeutend positiveres Bild.

So fanden Freeman und Simmons (1963) und Barrett et al. (1972) in den USA sowie Brown et al. (1966) und Wing et al. (1964) in England übereinstimmend, dass die grosse Mehrheit der befragten Familienglieder (wovon durchschnittlich 1/3 Ehepartner waren) den psychiatrischen Patienten nicht nur zu Hause haben will, sondern dass sie ihn dort auch akzeptiert. Der prozentuale Anteil der den Patienten ablehnenden Familienangehörigen schwankte in diesen grossangelegten Studien zwischen 5 % bei Freeman und Simmons und 25 % bei Barrett et al.

Auch in der Schweiz beschrieb Bleuler (1972), der über Jahrzehnte 208 schizophrene Patienten intensiv verfolgt hatte, viel mehr „rührend Betreute" als verlassene Patienten. Bleuler sah auf Grund seiner eigenen Untersuchung, wie auf Grund der von ihm zusammengetragenen Literatur, einen Zusammenhang zwischen der Art der Betreuung der Patienten und dem Krankheitsverlauf. Im allgemeinen ist Hilfsbereitschaft und Verständnis der Angehörigen mit einem günstigen, Kälte und Ablehnung mit einem ungünstigen Verlauf korreliert. Brown et al. (1962, 1972) und Vaughn und Leff (1976a, 1976b) haben in drei analogen Verlaufsstudien übereinstimmend gezeigt, dass das Ausmass der negativen Kritik am Patienten, welche Angehörige bei Hospitalisationsbeginn äussern, ein wesentliches prognostisches Kriterium für den weiteren Krankheitsverlauf schizophrener und bei Vaughn und Leff auch depressiver Patienten ist.

Brown et al. (1972) bildete für die von den Angehörigen in einem Interview gezeigten Emotionen einen Index (EE = Emotional Engagement), wobei besonders starkes Überengagement, Feindseligkeit und eine Zahl von über sechs kritischen Bemerkungen dazu benützt wurden, einen Patienten in die Gruppe mit hohen EE-Werten einzuordnen. 58 % aller Patienten dieser Gruppe hatten bis zum Zeitpunkt der Nachuntersuchung nach neun Monaten einen Rückfall, verglichen mit nur 16 % der Patienten in der Gruppe mit niedrigen EE-Werten. Zwar zeigten die Patienten mit hohen EE-Werten in den zwei Jahren vor Untersuchungsbeginn stärkere Verhaltensstörungen, doch blieb auch bei Ausschaltung der Variablen „Verhaltensstörung" und „Arbeitsfähigkeit" die Beziehung zwischen dem Index für gezeigte Emotionen und der Rückfallsrate statistisch signifikant. Die Autoren schlossen daraus, dass das emotionale Engagement der Angehörigen (die nur zum Teil Ehepartner waren) die Auslösung des Rückfalles unabhängig vom Schweregrad der Verhaltensstörungen der Patienten beeinflusst.

Wenn Bleuler (1972) zu Recht betont, dass auch viele chronisch kranke Schizophrene von ihren Angehörigen nicht verlassen, sondern intensiv betreut werden, so bleibt das Ausmass des Verlassenseins chronisch hospitalisierter Patienten dennoch eindrücklich gross.

Es sind vor allem die älteren chronischen Patienten (Rose 1959) und diejenigen aus der Unterschicht (Myers und Bean 1968), welche wenig Besuche bekommen. Umstritten ist, ob Ehepartner mehr oder weniger ausdauernd Besuche machen als Eltern oder Geschwister der Patienten (Jonas et al. 1969, Rose 1959, Yarrow et al. 1955). Das Verhalten der Angehörigen darf aber nicht unabhängig von der beträchtlichen Belastung gesehen werden, welche die Betreuung psychotischer Patienten mit sich bringt. Für viele Ehepartner ist es ausserordentlich schwierig, mit den typischen Krankheitssymptomen wie Halluzinationen, Wahnvorstellungen oder feindseligem Verhalten umzugehen (Grad und Sainsbury 1968, Herz et al. 1976, Hatfield 1978, Nijdam 1980). Unlösbare Probleme der Patienten im Kontakt zu Nachbarn und Freunden, exzessive Forderungen oder ständig latente Suizidabsichten der Patienten, der Zwang zur Rücksichtnahme und Duldung störender Gewohnheiten, finanzielle Schwierigkeiten, die Verunmöglichung der Erholung in Freizeit und Ferien etc. lassen für viele Ehepartner eine Welt einstürzen.

Krauss (1976) und Hatfield (1978) haben mit Recht darauf hingewiesen, dass die Sorgen und Schwierigkeiten, denen die Angehörigen im Zusammenleben mit psychotischen Patienten ausgesetzt sind, von vielen Betreuern der Patienten übersehen oder unterschätzt werden.

Auch bei einem Überblick über die Fachliteratur fällt auf, wie selten das Verhalten der Ehepartner zu ihrer Belastung in Beziehung gesetzt wurde, obwohl diese ein zentraler Punkt für das Verständnis der Reaktionsweisen der Angehörigen darstellt.

Grad und Sainsbury (1968) fanden in England in einer zweijährigen Verlaufsstudie von 410 unausgelesenen psychiatrischen Patienten verschiedener Diagnosen, dass 45 % der verheirateten Patienten eine mässige und weitere 19 % eine schwere Last für die Angehörigen bedeuteten. Bei einem Drittel führte die Anwesenheit des Kranken zu einer Einschränkung der sozialen Tätigkeit und Kontakte; in einem Drittel waren die Haushaltsführung und die häusliche Gemeinschaft deutlich gestört; in einem Viertel sank das Familieneinkommen um mindestens 10 %. Ähnliche Belastungen wurden von Herz et al. (1976), Freeman und Simons (1963) und Hatfield (1978) in den USA gefunden. In der Untersuchung von Hoenig und Hamilton (1967) war die Belastung bei jenen Familien am grössten, welche mit einem schizophrenen oder affektpsychotischen Patienten zusammenlebten. Sie überstieg sogar diejenige der Familien mit einem psycho-organischen Patienten. Nach der gleichen Untersuchung haben Ehepartner unter allen Angehörigen die grösste objektive Last zu tragen, klagen aber im Vergleich zu Eltern und Geschwistern der Patienten über ein bedeutend geringeres subjektives Beschwerdegefühl. Dies ist ein Hinweis darauf, dass sich Ehepartner gegenüber einem psychotischen Patienten eher toleranter verhalten als andere Angehörige.

2.2.7 Zur Scheidungsrate bei endogenen Psychosen

Im Zusammenhang mit der Belastung der Familie durch die Krankheit stellt sich die Frage, ob die Anpassungswilligkeit der Ehepartner auch auf lange Sicht bestehen bleibt oder ob eine psychotische Erkrankung bei längerem Verlauf doch zur Ausstossung des Patienten aus der Familie führt. Es ist versucht worden, die Scheidungsraten der Ehen von psychotischen Patienten zur Beantwortung dieser Fragen heranzuziehen. Dies ist jedoch nur beschränkt möglich. Ehescheidungszahlen spiegeln deutlicher die Zerrüttung der ehelichen Gemeinschaft wieder, als dass sie ungeschminkter Ausdruck der einseitigen Verstossung der Patienten wären. Trennungen können auch von Patienten ausgehen, oder eine vom Ehepartner gewünschte Scheidung kann durch die Verweigerungshaltung der Kranken verzögert oder verunmöglicht werden. Zudem kümmern sich nach klinischer Erfahrung manchmal auch geschiedene Ehepartner um wiedererkrankte oder chronische Patienten.

Zur Scheidungsrate bei schizophrenen Psychosen

Alle statistischen Untersuchungen stimmen darin überein, dass Ehen Schizophrener überzufällig häufig geschieden werden (Oedegaard 1953, Johnston und Planansky 1968, stevens 1969, Brown 1966). Brown (1966) und Stevens (1969) fanden in England, dass die Scheidungsrate schizophrener Patienten dreimal grösser ist als diejenige der Durchschnittsbevölkerung. Diese hohe Scheidungsrate Schizophrener ist aber nicht auf die Zeitspanne nach Erkrankung des Schizophrenen beschränkt, wie angenommen werden müsste, wenn in erster Linie die Krankheitsbelastung zur Trennung führte. Nach einer sorgfältigen Analyse der unter 533 psychotischen Patienten vorgekommenen Scheidungen durch Stevens (1969) wurden schizophrene Patienten ebenso häufig vor der ersten psychiatrischen Hospitalisation (17,9) wie nachher (18,3) geschieden. Stevens (1969) und Oedegaard (1953) beobachteten, dass prämorbid unauffällige Persönlichkeiten seltener geschieden werden als Schizophrene, die schon vor Erkrankung auffällige Charaktere waren. Sie schliessen aus diesen Befunden, dass der kritische Faktor, der zur Auflösung der Ehe führt, eher die prämorbide Persönlichkeit der Patienten als ihre Krankheit und deren Folgen ist. Andererseits fanden Rogler und Hollingshead (1965) in einer Untersuchung an 20 verheirateten Schizophrenen und 20 gesunden Nachbarn dieser Patienten, dass Ehepartner von Schizophrenen signifikant häufiger die Auskunft gaben, sie würden — wenn sie nochmals vor der Wahl stünden — einen anderen Partner wählen.

Diesem Wunsch könnten schizophrene Patienten insofern häufiger als andere Menschen entgegenkommen, als sie dazu neigen, sich in emotionalen Krisen durch Rückzug zu schützen. Ihre Schwierigkeit, enge Beziehungen einzugehen, dokumentiert sich auch darin, dass die Mehrheit der Schizophrenen überhaupt ledig bleibt (vgl. einleitendes Kapitel).

Zur Scheidungsrate bei Affektpsychosen

Im Vergleich zu Schizophrenen sind Patienten, die an einer Affektpsychose leiden, viel häufiger verheiratet. Auffallend viele leben jedoch getrennt oder geschieden (Angst 1966, Heins 1978). Dabei ist ihre Scheidungsrate nach der repräsentativen Untersuchung von Stevens (1969) vor der Ersthospitalisation signifikant höher (15,7 %) als nach dem ersten Spitalaufenthalt (10,2 %). Die Scheidungsrate nach Ersthospitalisation entspricht derjenigen der englischen Durchschnittsbevölkerung. Dies weist darauf hin, dass Ehescheidungen nur vor den affektpsychotischen Krankheitsphasen und (im Gegensatz zu den Befunden bei schizophrenen Patienten) nicht nach der Ersterkrankung gehäuft sind.

Stevens hat in seiner Untersuchung nicht zwischen monolaren und bipolaren Affektpsychosen unterschieden. Monopolar Depressive haben aber nach einer Vergleichsstudie von Keith et al. (1971) eine signifikant geringere Scheidungsrate als bipolare Affektpsychotiker, so dass offen bleibt, ob Ehen nach einer endogen-depressiven Erkrankung nicht sogar seltener, als der Durchschnittsbevölkerung entspricht, aufgelöst werden. Haase (1976) und Bär (1974) fiel in ihren deutschen Klinikuntersuchungen eine solche besonders geringe Scheidungsquote bereits endogen-depressiv erkrankter Patienten auf, was in diesen Studien jedoch methodisch ungenügend abgesichert wurde. Auch die Befunde von Briscoe (1979a + b) lassen sich nicht abschliessend interpretieren. Der von ihm gefundene zeitliche Zusammenhang zwischen dem Auftreten einer monopolardepressiven Psychose und der Einleitung einer Scheidung bei 43 unausgelesenen Probanden lässt zwei Interpretationsweisen offen. Einmal kann eine unmittelbar vor der Trennung aufgetretene Depression die Ablehnung des Ehepartners verstärkt haben; zum andern mag eine drohende oder bereits eingeleitete Scheidung zur Auslösung der Depression beigetragen haben. Die hohen prämorbiden Scheidungsziffern Affektkranker und die relativ geringe Scheidungsquote bereits affektpsychotisch erkrankter Patienten lässt es unwahrscheinlich erscheinen, dass sich Ehepartner wegen der Krankheitsbelastung vermehrt zur Ehescheidung entschliessen. Es sprechen mehr Indizien dafür, dass beim Auftreten einer Depression die eheliche Beziehung auch unter schwierigen Bedingungen aufrecht erhalten bleibt.

Die hohe prämorbide Scheidungsrate von Affektpsychosen ist auch mit der Hypothese in Zusammenhang zu bringen, dass insbesondere monopolar Depressive sehr enge (symbiotische) Beziehungen eingehen und deshalb besonders empfindlich für Beziehungsverluste sind.

2.2.8 Kapitelzusammenfassung

Die Reaktionsweise der Ehepartner auf eine psychotische Erkrankung ihrer Gatten ist vielschichtig und umfasst kognitive, emotionale und verhaltensmässige Aspekte.

Untersuchungen zum Krankheitsverständnis der Ehepartner weisen darauf hin, dass diese bei Krankheitsbeginn in der Regel grosse Mühe haben, das abnorme Verhalten der Patienten festzustellen und zu definieren. Ein gewichtiger Prozentsatz (bis 20 %) der Ehepartner hält seinen psychotischen Gatten bei der Ersthospitalisation nicht für krank. Es ist jedoch nicht geklärt worden, ob es sich dabei hauptsächlich um blande Verläufe mit kaum wahrnehmbaren Veränderungen handelt. Wenn die Angehörigen das Vorliegen einer Krankheit akzeptieren, ist das von ihnen gewählte Krankheitsmodell in erster Linie von ihrem soziokulturellen Hintergrund, d.h. ihrem Bildungsgrad und ihrer Schichtzugehörigkeit, abhängig. Angehörige mit höherer Bildung suchen vermehrt nach einer psychologischen Erklärung des Krankseins, Angehörige aus unteren Schichten haben neben magischen häufiger somatische Krankheitsvorstellungen.

Die klinische Erfahrung, dass Angehörige mit einem Gemisch von Scham- und Schuldgefühlen, Hilflosigkeit und Ressentiment auf die psychotische Erkrankung der Patienten reagieren, ist zwar durch verschiedene Untersuchungen bestätigt, bezüglich deren Ausmass aber stark relativiert worden. Bedrängender als Scham- und Schuldgefühle erscheinen nach den statistisch verwerteten Angaben der Angehörigen realistische Zukunftsängste zu sein, sowie Gefühle der Spannung, der Resignation und Bedrücktheit.

In experimentellen Arbeiten wurde übereinstimmend festgestellt, dass Depressionen bei Personen, die mit den Depressiven in Kontakt kommen, überzufällig häufig eine bedrückte Stimmungslage auslösen und einen sozialen Rückzug vom Depressiven bewirken.

Diese Laboruntersuchungen sind nur mit Vorsicht auf die Lebenssituation von Depressiven und ihrer Ehepartner übertragbar. In verschiedenen kasuistischen Berichten wurden verstecktere Abwehrformen der Ehepartner gegenüber den endogen Depressiven beschrieben.

Grossangelegte Verlaufsstudien legen aber den Schluss nahe, dass die Mehrheit der Angehörigen den endogen-depressiven und schizophrenen Patienten nicht verstösst, sondern ihn – auch wenn er chronisch krank ist – akzeptiert. Im allgemeinen ist Hilsbereitschaft und Verständnis mit einem günstigen, Kälte und Ablehnung mit einem ungünstigen Verlauf korreliert.

Die Belastung einer Familie mit einer Psychose trägt entgegen der gängigen Meinung nicht in statistisch fassbarer Weise zur Ehescheidung bei. Schizophrene Patienten werden zwar ungefähr dreimal häufiger als die Durchschnittsbevölkerung geschieden, doch fällt kein grösserer Anteil der Scheidungen in die Zeit nach Erkrankung als in die Zeit vor Erkrankung, wie angenommen werden müsste, wenn hauptsächlich die Krankheitsbelastung zu dieser grossen Scheidungsquote führte. Affektpsychose-Kranke werden nur vor ihrer ersten Hospitalisation häufiger als die Durchschnittsbevölkerung geschieden. Nach Erkrankung sinkt ihre Scheidungsrate signifikant ab und entspricht dann der Quote der Durchschnittsbevölkerung. Bei den meisten Autoren besteht der Eindruck, dass die hohe Scheidungsrate der schizophrenen Patienten mehr mit ihrer prämorbiden Persönlichkeit als mit ihrer eigentlichen Erkrankung zusammenhängt, während bei monopolar depressiven Patienten die Ehescheidung wohl eher zur Auslösung einer Depression beiträgt, als dass eine depressive Erkrankung zur Scheidung führt.

Bisher wurde in der Familienforschung noch kaum versucht, die kognitiven, emotionalen und verhaltensmässigen Reaktionen der Ehepartner in einen Zusammenhang zu bringen. Bei den referierten Arbeiten sind die untersuchten Angehörigen auch nicht durchgehend als Ehepartner, Eltern oder andere Verwandte der Patienten gekennzeichnet worden, obwohl die familiäre Stellung der Angehörigen deren Reaktionsweise gegenüber den Patienten wesentlich beeinflusst.

Es sind bisher hauptsächlich nosologisch uneinheitliche Krankenpopulationen untersucht worden. Insbesondere ist mit wenigen Ausnahmen auf eine Unterteilung der Affektpsychosen in monopolar-depressive und bipolare Verläufe verzichtet worden. Nach klinischer Erfahrung reagieren jedoch Ehepartner auf einen manischen Patienten völlig anders als auf einen depressiven Patienten.

2.3 Zum Beziehungsmuster der Ehen mit einem psychotischen Patienten

Neben den individualpsychologisch ausgerichteten Forschungsarbeiten, wie sie in den letzten Kapiteln dargestellt wurden, ist in den letzten Jahren vermehrt der Versuch gemacht worden, eine Paarbeziehung als systemische Einheit zu studieren. Diesem strukturellen Gesichtspunkt liegt die Überlegung zugrunde, dass ein Ganzes nicht nur durch seine Teile definierbar ist, sondern darüber hinaus übergeordneten Gestaltungsprinzipien unterliegt. Systemtheoretische Überlegungen sind vor allem von einer Forschungsgruppe in Palo-Alto (vgl. Watzlawick et al. 1967) ausgeweitet und mit eigenen technischen Ausdrücken „instrumentalisiert" worden. Der neue Blickwinkel hat auch in der Paarforschung – unabhängig von der schulischen Ausrichtung der Autoren – zu neuen Forschungsansätzen geführt. Dabei sind kommunikative Aspekte unter sehr verschiedenen Prämissen studiert worden.

Grundsätzlich können Wechselwirkungen zweier Partner auf einer interpersonalen und einer interaktionellen Ebene untersucht werden. Auf der *interpersonalen Ebene* wird beschrieben, inwiefern zwei Ehepartner bezüglich ihrer Persönlichkeit miteinander korrespondieren. Im einfachsten Fall können Ehepartner einander ähnlich sein (symmetrische Beziehungen) oder sich ergänzen (komplementäre Beziehungen). Beide Möglichkeiten sind in alten Sprichwörtern ausgedrückt: „Gleich und gleich gesellt sich gern" und: „Gegensätze ziehen sich an".

Auf der *interaktionellen Ebene* wird mehr auf das Geschehen zwischen den beiden Partnern eingegangen. Bei der Untersuchung dieses Kommunikations- und Interaktionsbereichs wird die Art des verbalen und averbalen Austausches zwischen den beiden Partnern – und nicht mehr die Persönlichkeit der Betroffenen – analysiert.

Diese Gliederung ist aus methodischen Gründen wichtig, weil jede Ebene ihr eigenes Untersuchungsinstrumentarium bedingt und die Befunde nur im gegebenen Untersuchungsbereich Geltung haben.

Die Dimensionen der interpersonalen und interaktionellen Ehedynamik lassen sich methodisch auf verschiedene Arten bestimmen. Zur Untersuchung von Paaren mit einem depressiven oder schizophrenen Patienten sind bisher folgende Untersuchungsanordnungen verwendet worden:

a) Messungen auf der interpersonalen Ebene:

Mittels psychiatrischen Interviewtechniken wurde versucht, beide Ehepartner bezüglich ihrer Persönlichkeit und ihrer individuellen Psychodynamik einzuschätzen (Greene 1975, 1976, Mayo 1979, O'Conell und Mayo 1981, Alanen und Kinnunen 1974, 1975). Durch gegenseitige Befragung der Ehegatten mit speziell entwickelten Fragebogen wurden bestimmte Teilaspekte der Persönlichkeit erfasst (Bär 1975, Demers und Davis 1971). Beckmann und Richter (1972, 1979) entwickelten standardisierte Fragebogen, deren Validität und Reliabilität überprüft wurden, um durch Selbst- und Fremdeinschätzung der Ehegatten bezüglich bestimmter Einstellungen einen differenzierten Einblick in das interpersonale Beziehungsmuster der Paare zu bekommen (Bruns und Wöbbe 1977).

Wadeson und Fitzgerald (1971) arbeiteten eine vergleichende Analyse von Bildern und Malereien beider Ehegatten aus.

b) Messungen auf der interaktionellen Ebene:

Interaktionelle Aspekte wurden mit dem gemeinsamen Rorschachversuch (nach Loveland et al. 1963 und Willi 1973) zu erfassen gesucht (Alanen und Kinnunen 1974, 1975; Buddeberg und Kesselring 1978). Kreitman liess das Rollenverhalten der beiden Ehegatten in semi-strukturierten Ehepaarsitzungen durch zwei Untersucher unabhängig voneinander einschätzen (Collins et al. 1971). Lewinsohn und Mitarbeiter (1969, 1971) kodierten bei Hausbesuchen die Kommunikationsweise der Ehegatten nach verhaltenstherapeutischen Gesichtspunkten.

Andere Verhaltensforscher (Mc Lean et al. 1973) lehrten die Ehegatten, ihre Interaktionsweise nach vorgegebenen Kategorien und mit einem eigens entwickelten Signal-Gerät selbst zu messen. Nelson et al. (1971) und Blöschl (1976) konstruierten Zeitpläne, um zu bestimmen, wie oft die Ehegatten in den letzten Wochen zusammen waren oder miteinander kommunizierten.

Die verbale Interaktionsweise wurde auch in experimentellen Versuchsanordnungen erfasst, in denen die Ehegatten gemeinsam über zuvor unabhängig voneinander beantwortete Fragen diskutierten (Merikangas et al. 1979) oder über eine vorher systematisch erfasste Konfliktsituation sprachen (Hinchliffe et al. 1978). Ehegatten können auch standardisierte Fragebogen ausfüllen, welche entweder ein Mass für die gegenseitige Zuneigung und die eheliche Befriedigung sind (Coleman und Miller 1975) oder Ehedispute systematisch erfassen (Rounsaville et al. 1979).

Die aufgezählten Untersuchungsanordnungen sind in methodischer Hinsicht unterschiedlich weit entwickelt. Die wenigsten Techniken sind validiert worden, so dass auch die damit erzielten Befunde weiterer Überprüfung bedürfen.

2.3.1 Zum Beziehungsmuster schizophrener Patienten und ihrer Partner

In einer Darstellung von 7 Ehetherapien hob Becker (1963) hervor, dass sowohl die schizophrenen Frauen wie ihre Männer in ihrer Geschlechtsrolle auffallend gestört wären. Ehen von schizophrenen Patienten sind jedoch in systematischer Weise erst ansatzweise studiert worden.

Die Untersuchung von Alanen und Kinnunen (1974, 1975) an 30 Ehepaaren mit einem schizophrenen Patienten, die unter anderen Aspekten schon früher gewürdigt wurde, ist die bisher grösste Studie dieser Art geblieben. Die Autoren beschrieben auf Grund des gemeinsamen Rorschachversuchs nach Loveland (1963) — je nach Geschlecht des Patienten getrennt — drei verschiedene Gruppierungen:

1. Ein dominanter und aggressiver Ehepartner verbindet sich mit einem passiv-abhängigen Patienten (schismatische Ehe).
2. Beide Ehegatten sind abhängig, hilflos und ängstlich (führerlose Ehe).
3. Ein dominanter Patient ist mit einem weichen und passiven Ehepartner verbunden (supportive Ehe).

In einer Nachuntersuchung nach durchschnittlich fünf Jahren hatte Gruppe 1 (schismatische Ehe) bezüglich des Krankheitsverlaufs des Schizophrenen die ungünstigste Prognose. Alle vorgekommenen Suizidhandlungen der schizophrenen Patienten und die meisten Trennungen resp. Scheidungen geschahen in dieser Gruppe.

Gruppe 2 (führerlose Ehe) erwies sich als „stabilste" und zugleich als therapiefreundlichste Beziehungsstruktur. Diese Paare neigen dazu, aus dem Therapeuten einen Ersatzvater resp. eine Ersatzmutter zu machen.

Gruppe 3 (supportive Ehe) ist für den Patienten (nicht unbedingt für den nicht-schizophrenen Ehepartner) mit der günstigsten Prognose verbunden. Sie ist allerdings die kleinste der drei Gruppierungen.

Buddeberg und Kesselring (1978) untersuchten 20 schizophrene Patienten und ihre Ehepartner sowohl einzeln mit dem individuellen Rorschachversuch wie zusammen mit dem gemeinsamen Rorschachtest (nach Willi 1973). Sie fanden, dass sich in den Protokollen des gemeinsamen Rorschachversuchs, den Ehepartner und Patient zusammen ausgeführt haben, bedeutend weniger schizophrenieähnliche Auffälligkeiten finden als in den individuellen Protokollen der Patienten. Daraus kann geschlossen werden, dass die eheliche Interaktion eher einen Ausgleich zwischen gesund und krank bewirkt als eine zusätzliche Pathologisierung des Patienten.

Der beschriebene Kompromiss dürfte ein Stück weit zu Lasten der Ehepartner gehen, da die individuellen Rorschachprotokolle der Ehepartner unauffälliger als die gemeinsamen Rorschachversuche waren.

Es fällt auf, dass in keiner Ehestudie ein „symbiotisches" Beziehungsmuster hervorgerufen wurde, wie es im Verhältnis der schizophrenen Patienten zu ihren „overprotective mothers" immer wieder beschrieben worden war.

Vaughn und Leff (1977) stellten explizit fest, dass nach ihren Beobachtungen bei Schizophrenen, die mit ihrem Ehegatten zusammen leben, kein „emotionales Überengagement" vorkommt. Diese Anschauung steht mit der Arbeit von Scharfetter (1972) in Übereinstimmung, wonach Ehepartner seltener als Blutsverwandte der Patienten in Gefahr kommen, sich durch unkritische Annahme des schizophrenen Kranken von der Psychose anstecken zu lassen (symbiotische Psychose).

2.3.2 Zum Beziehungsmuster depressiver Patienten und ihrer Partner

Die Paarbeziehungen depressiver Patienten sind im Gegensatz zu den Beziehungen Schizophrener nach vielen Beobachtungen von starker emotionaler Abhängigkeit geprägt. Klinische und psychoanalytische Einzelfalldarstellungen (Jacobson 1971, Tellenbach 1974, Cohen et al. 1954 u.a.) hoben eine Art symbiotische Verfilzung von depressiven Paaren hervor. Plastisch sprach Arieti (1977, 1978) davon, dass Depressive ihren Partnern nicht als „signifikanten anderen", sondern als „dominanten anderen" erlebten, dem sie sich auf Gedeih und Verderben ausgeliefert fühlten. Nach Bowlby (1977) ist die Psychopathologie der Emotionalität sogar zum grossen Teil eine Pathologie der zwischenmenschlichen affektiven Beziehungen. Die Abhängigkeits- und Beharrungstendenz depressiver Beziehungen ist von allen psychotherapeutischen Schulen betont, aber unterschiedlich interpretiert worden: Von Psychoanalytikern unter anderem mit der Selbstunsicherheit Depressiver, die dazu führen kann, dass sie sich an einen Partner klammern (Übersichtsartikel bei Mendelson 1974 und Eicke 1977); von Verhaltenstherapeuten mit der sozialen Inkompetenz Depressiver, die dazu führen kann, dass sie sich ausschliesslich auf eine Person beziehen (Übersichtsartikel bei Blöschl 1978 und Hofmann 1976); von Kommunikationsforschern mit der beobachteten Eigenheit, dass depressive Symptome eine fragile Paarbeziehung stabilisieren können (Übersichtsartikel bei Hinchliffe et al. 1978).

Alle diese Vorstellungen über das Beziehungsmuster Depressiver entsprechen genuiner psychotherapeutischer Erfahrung, können aber als empathisch gewonnene Eindrücke nur schwer objektiviert werden. Auch die Versuche, depressive Symptome als spezifische Botschaften im zwischenmenschlichen Beziehungsbereich zu interpretieren, sind — so unmittelbar einleuchtend und therapeutisch nützlich sie erscheinen — quantitativ nicht messbar. So postuliert z.B. Coyne (1976), dass depressives Verhalten bei den Bezugspersonen Bestätigung und Akzeptierung stimuliere. Neben der hervorgerufenen Zusicherung habe es aber auch hintergründige Abwehr zur Folge, so dass ein Zirkel gegenseitiger Manipulierung zwischen den Partnern in Gang komme. Mit vertiefter Depression erzwinge der Depressive mehr Zuwendung, worauf der Partner mit vermehrter oberflächlicher Bestätigung antworte. Auch Klerman (1974) argumentiert, dass depressives Verhalten eine übermässige Antwort provoziere. Der Partner werde entweder in eine künstliche Position der zwangsartigen Geduld und langandauernden Versicherung oder in eine offenere Zurückhaltung und Ablehnung gegenüber dem Depressiven gebracht. Damit führe die Kommunikation depressiver Paare zu interaktionellen Sackgassen oder Pattsituationen (Mc Partland und Hornstra 1964). In depressiven Beziehungen seien deshalb oft beide Partner ärgerlich: der Depressive gegen sich selbst, der Partner über den Depressiven (Rubinstein und Timmins 1978).

In statistischen Arbeiten können diese Eindrücke nicht bewiesen werden. Es lassen sich jedoch *drei Aussagen* machen, für die auf Grund von noch darzustellenden Untersuchungsbefunden einige Evidenz besteht.

1. Während der Erkrankung der Depressiven ist das eheliche Verhältnis oft unbefriedigend und durch einen Mangel an gegenseitiger affektiver Zuwendung charakterisiert.
2. Während der Erkrankung der Depressiven ist die Kritikbereitschaft beider Ehegatten oft erhöht, so dass die Ehebeziehung gespannt ist.

3. Während der Erkrankung der Depressiven kontrollieren sich beide Ehegatten in verstärktem Masse.

Auf Grund der bisherigen statistischen Untersuchungen lässt sich nicht entscheiden, wie diese Gesetzmässigkeiten zustande kommen. Sie können sowohl Folge wie mitverursachende Faktoren einer Depression sein. Zudem ist ein Vergleich der Literatur dadurch erschwert, dass in den meisten Fällen auf eine nosologische Spezifizierung verzichtet wurde, so dass neurotische Krankheitsbilder mit andersgelagerten affekt-psychotischen Erkrankungen vermischt sein können. Die folgenden Befunde sind an Patienten erhoben worden, die an einem mittelschweren depressiven Syndrom litten.

1. Zum Mangel an gegenseitiger affektiver Zuwendung: Coleman und Miller (1975) untersuchten eine ambulante Patientengruppe mit einem Depressionsfragebogen sowie einem Test, der die Zuneigung zum Partner sowie die eheliche Befriedigung einschätzen lässt. Sie fanden, dass die eheliche Befriedigung in einem signifikanten Zusammenhang mit der Depressionstiefe der Männer, nicht aber der Frauen steht. Je schlechter die eheliche Befriedigung bewertet wurde, desto depressiver schilderten sich die Ehemänner.

Demers und Davis (1971) studierten die Ehen von 14 manisch-depressiven Patienten mittels eines selbstentwickelten Fragebogens. Retrospektiv sollte von beiden Ehepartnern die eheliche Befriedigung vor und nach Beginn einer Lithiumtherapie eingeschätzt werden. 17 der 28 befragten Ehegatten beurteilten ihre eheliche Beziehung während der Erkrankung schlechter als im remittierten Intervall. Die Ehegatten schätzten sich gegenseitig während der Erkrankungsphase bezüglich bestimmter Eigenschaften signifikant negativer ein als im Intervall.

Mc Lean et al. (1973) fanden bei Verwendung einer strukturierten Interviewtechnik eine auffallende Vermeidung von Gesprächskontakten zwischen 20 depressiven Patienten und ihren Ehegatten.

2. Zur Gespanntheit in der ehelichen Beziehung: Die ehelichen Schwierigkeiten, die sich in solchen Untersuchungen abzeichnen, drücken sich auch in einer erhöhten Kritikbereitschaft sowohl der Patienten wie der Ehepartner aus.

Vaughn und Leff (1976) berichteten in einer kontrollierten Vergleichsstudie von neurotisch-depressiven und schizophrenen Patienten, dass Angehörige (Eltern und Ehepartner) von Depressiven ebenso häufig, aber noch anhaltender als Angehörige von Schizophrenen kritische Bemerkungen über den Patienten machen.

Dutka et al. (1978) verglichen Gesprächs- und Testsituationen von depressiven und nicht-depressiven psychiatrischen Patienten sowie klinisch unauffälligen Personen miteinander. Die Gruppen waren bezüglich der wichtigsten Sozialdaten nicht parallelisiert. Die langfristigen Sozialpartner Depressiver (meist Ehepartner) kritisierten die Depressiven signifikant mehr als die Nicht-Angehörigen und wiesen selbstbehauptend mehr auf sich selbst hin.

Paykel et al. (1969) fanden in ihrer life-event-Forschung, dass 185 depressive Patienten sich dadurch von 185 parallelisierten Kontrollpersonen unterscheiden, dass sie mehr eheliche Auseinandersetzungen angeben.

In einer späteren Untersuchung studierte die gleiche Arbeitsgruppe von Weissmann und Paykel in einer methodologisch bestechenden prospektiven Untersuchung 40 depressive Patienten und 40 Kontrollpersonen einer unteren Sozialschicht (Paykel et al. 1971, 1978, Weissmann et al. 1971a und 1971b, Weissmann et al. 1972, Weissmann und Paykel 1974). Die 40 depressiven Frauen litten seit mindestens zwei Wochen an depressiven Symptomen und erreichten im Raskin-Depressionstest mindestens eine mittlere Depressionstiefe. 35 wurden ambulant, fünf stationär mit Amitryptilin behandelt. Die Kontrollgruppe war von vergleichbarer soziodemographischer Herkunft, da sie sehr sorgfältig jeweils aus der nächsten Parallelstrasse vom Wohnort der Depressiven ausgewählt wurden. Bei Verwendung der social adjustment scale zeigte sich die Behinderung der Depressiven vor allem im häuslichen Bereich. Eheliche Spannungen und Reibungen waren bei den Depressiven massiv erhöht. Die Aggressivität der depressiven Frauen richtete sich am stärksten gegen Gatten und Kinder und war vergleichsweise gering gegenüber emotional distanten Bezugspersonen.

Frauen mit prämorbid adaptierter Ehe hatten etwas weniger gestörte Ehebeziehungen während der Depression als Frauen mit prämorbid schlecht adaptierter Ehe. Auffälligerweise entzogen sich depressive Frauen mit prämorbid adaptierter Ehe häufiger ihrem Gatten, als ob sie ihn von den Auswirkungen der Depression verschonen wollten. Depressive Frauen mit prämorbid schlecht adaptierter Ehe sahen andererseits ihren Gatten meist als Ursache für die Depression an, und der Ehekonflikt wurde in die Symptome der Patientin involviert.

3. Zur verstärkten Kontrolle der Ehegatten: Die erhöhte Spannung in den ehelichen Beziehungen Depressiver kann mit einem zwangsartigen Kommunikationsmuster gekoppelt sein. Verschiedene Untersuchungsbefunde geben Hinweise dafür, dass beide Ehegatten während der Depression ein beträchtliches Mass an interpersonalen Kontrollmechanismen einsetzen.

Hinchliffe und Mitarbeiter (Hinchliffe et al. 1977, Hinchliffe et al. 1978a und 1978b, Hooper et al. 1977, Hooper et al. 1978) verglichen thematisch standardisierte 20-minütige Gespräche von je 20 depressiven hospitalisierten Patienten und je 20 chirurgisch hospitalisierten Patienten mit ihrem jeweiligen Partner miteinander. Ausserdem wurde ein Gespräch eines depressiven Patienten mit einem unbeteiligten Fremden über die gleiche vorgegebene Thematik geführt. Die Gespräche wurden mittels Videotape nach bestimmten Kriterien codiert.

Im Vergleich zu den chirurgischen Kontrollpaaren erwies sich das Gespräch der depressiven Paare als von Gefühlen bestimmt und als gespannt, während Kontrollpaare vergleichsweise weniger gefühlsbetont und entspannter argumentierten. Depressive Paare fokussierten ihr Gespräch auch mehr auf subjektive Erfahrung und waren selbstbezogener als die chirurgischen Kontrollpaare. Dabei verhielten sich im Gespräch nicht nur die depressiven Patienten anders als die chirurgischen Patienten, sondern auch die Partner der Depressiven anders als die Partner der chirurgischen Patienten. Wenn der Depressive nicht mit seinem Partner, sondern mit einer ihm fremden Person über die gleiche standardisierte Thematik sprach, so ergaben sich folgende signifikante Unterschiede in der Gesprächsanalyse: Das Gespräch des Depressiven mit einem Fremden verlief weniger affektgeladen, weniger selbstbezogen und fliessender als das Gespräch des Depressiven mit seinem Partner. Leider wurde kein Gespräch eines chirurgischen Patienten mit einem Fremden durchgeführt, so dass diesbezüglich keine Vergleiche möglich sind und es offen bleibt, ob nicht auch hier gleichgerichtete Veränderungen zu beobachten gewesen wären (im Sinne der Interaktionspersönlichkeit nach Willi 1975).

Die Autoren versuchten das Ausmass an Kontrollmechanismen anhand von Fragen und Unterbrechungen der Probanden zu bestimmen. Es zeigte sich, dass die so bestimmte Gesprächskontrolle bei Paaren von Depressiven signifikant grösser ist als bei Kontrollpersonen.

Ein auffälliges Dominanzverhältnis zwischen depressiven Patienten und Ehepartnern fanden auch Weissman und Paykel (1974), Collins et al. (1971) und Merikangas et al. (1979). Am Rande sei noch die bemerkenswerte kasuistische Arbeit von Jacobson und

Klerman (1966) hervorgehoben, die vier depressive Patienten über je 24 Wochenendaufenthalte verfolgten, die sie von der Klinik aus zu Hause verbrachten. Solange die Depression andauerte, versuchten sich die Ehegatten durch zwangsartige Manipulationen zu beeinflussen. Bei Aufhellung der Depression passten sich die Ehegatten vermehrt über Kompromissbildungen aneinander an.

2.3.3 Kapitelzusammenfassung

Die Kommunikationsweise zwischen schizophrenen Patienten und ihren Ehepartnern ist bisher wenig erforscht worden, so dass keine schlüssigen Auskünfte über das Beziehungsmuster Schizophrener zu ihren Lebenspartnern vorliegen. Immerhin scheinen die ehelichen Beziehungen Schizophrener nicht durch ein „emotionales Überengagement" gekennzeichnet zu sein, wie dies oft bei den Beziehungen der Eltern (insbesondere der Mütter) zum schizophrenen Patienten beobachtet wurde.

Die Ehebeziehungen Depressiver sind besser erforscht. Sie lassen sich dadurch charakterisieren, dass die Kommunikation der Ehepartner in der Krankheitsphase emotional gespannt ist. Beide Ehegatten kritisieren und kontrollieren sich gegenseitig verstärkt. Depressive *und* ihre Partner sind im Gespräch vermehrt auf sich selbst bezogen, so dass der Eindruck entsteht, dass die eheliche Beziehung während der Depression zu einem Ringen wird, indem jeder sich selber zu behaupten versucht.

Diese Aussagen stützen sich auf verschiedene kontrollierte Vergleichsuntersuchungen von depressiven und nicht-depressiven Paaren. Es bleibt jedoch offen, inwieweit diese veränderte Interaktionsweise Depressiver und ihrer Ehepartner Ursache oder Folge der depressiven Erkrankung ist. Die Interaktionsstörung Depressiver hängt vom Grad der Intimität der Beziehung ab. So ist neben der ehelichen Beziehung auch die Beziehung Depressiver zu ihren Kindern in ähnlichem Ausmasse gestört, während der Rückzug des Depressiven von emotional distanteren Bezugspersonen (wie Arbeitskollegen und Bekannte) relativ reibungslos erfolgt (Weissmann und Paykel 1974). Dies weist darauf hin, dass die ehelichen Schwierigkeiten nicht einfach als depressionsauslösende Faktoren beurteilt werden können, sondern in einem grösseren Zusammenhang gesehen werden müssen. Es scheint vielmehr so zu sein, dass der Depressive seine Unfähigkeit, in affektiven Beziehungen mitschwingen zu können, desto stärker verspürt, je enger der involvierte Gefühlskontakt ist. Umgekehrt scheinen sich die engsten Familienmitglieder schwer zu tun, ohne kritische Distanzierungs- und manipulative Selbstbehauptungsversuche beim Depressiven auszuharren.

Die bisherigen statistischen Untersuchungen konzentrieren sich weitgehend auf das interaktionelle Geschehen, ohne die interpersonale Ebene zu berücksichtigen. Zwar ist aus interaktionellen Befunden immer wieder auf bestimmte interpersonale Beziehungsmuster geschlossen worden, doch lassen sich persönlichkeitsspezifische Paarkonstellationen nicht zwingend aus interaktionellen Beobachtungen ablesen. Es stellt sich deshalb die Frage, ob sich bei Depressiven, respektive Schizophrenen und ihren Partnern typische persönlichkeits-spezifische Paarmuster finden lassen, die mit unterschiedlichen Einstellungs- und Verhaltensweisen der Ehegatten einhergehen.

2.4 Konzeptionelle Zusammenfassung des Literaturüberblicks

Am Schluss dieser Literaturübersicht soll der Versuch gemacht werden, die referierten Befunde in ein einheitliches Konzept einzugliedern. Ein solches Modell hat den Sinn, die vielfältigen Untersuchungsergebnisse nach einem bestimmten Gesichtspunkt zu ordnen, um die Übersicht zu erleichtern und um als Ansatzpunkt für weitere Forschungsaufgaben zu dienen. Dabei ist nicht zu vermeiden, dass ein solches Konzept die Vielschichtigkeit der konkreten Wirklichkeit sehr einseitig wiedergibt. Es ist ebenso unvermeidbar, dass viele detaillierte Befunde der über 200 referierten Arbeiten unberücksichtigt bleiben. Die folgende modellhafte Abstraktion des vorliegenden Beobachtungsgutes ist nach Meinung des Autors nur eine Deutungsmöglichkeit, die andere keineswegs ausschliesst.

Ehen von Depressiven lassen sich modellhaft dadurch charakterisieren, dass die beiden Ehegatten in einem besonders engen gegenseitigen Abhängigkeitsverhältnis zueinander stehen. Diese Verflechtung von depressiven Patienten und nicht-depressiven Ehepartnern kann durch eine persönlichkeitsspezifische Gattenwahl (Assortative Mating), durch interaktionelle Wechselwirkungen und durch reaktive Krankheitsauswirkungen bedingt sein. Sie zeigt sich darin, dass die ausserfamiliären Kontakte herabgesetzt und die innerfamiliären Reibungsflächen verstärkt sind. Auch die Beharrungstendenz der depressiven Beziehungen ist entsprechend erhöht. Infolge der gegenseitigen Abhängigkeit sind Depressive und ihre Partner wechselseitigen Beeinflussungen besonders stark ausgesetzt. Während das depressive Verhalten des Patienten Bestätigung und Zuwendung herausfordert, ist der Ehepartner geneigt, sich selbstbehauptend vor den deprimierenden Einflüssen der Erkrankung mit kritisch-distanzierenden Bemerkungen zu schützen. Während der Krankheitsphase stehen depressive Patienten und Ehepartner in einem klaren Positions- und Dominanzverhältnis zueinander, das mit einem zwangsartigen Kommunikationsmuster einhergeht. Eine betont positive Selbstdarstellung der Ehepartner geht mit einer übertrieben negativen Selbstbeurteilung der Depressiven parallel.

Ehen von schizophrenen Patienten sind uneinheitlicher und zum Teil dissoziierter. Entsprechend ist die prä- und postmorbide Scheidungsrate Schizophrener stark erhöht. Die eheliche Beziehung ist nicht durch emotionales Überengagement gekennzeichnet. Insbesondere die schizophrenen Patienten neigen dazu, sich mit Rückzugsverhalten zu schützen. Die Abgrenzung der beiden Ehegatten voneinander dokumentiert sich auch darin, dass der krankheitsbedingte Realitätsverlust der schizophrenen Patienten nur selten auf die Ehepartner übertragen wird (folie à deux), sondern dass die Ehepartner im gemeinsamen Gespräch einen korrigierenden Einfluss auf die Symptomatologie der Patienten haben. Im allgemeinen ist Kälte und Aggressivität des Ehepartners (schismatische Ehe) mit einer schlechten, Wärme und Zuneigung (supportive Ehe) mit einer guten Prognose des Patienten verbunden.

Ehen von schizophrenen und depressiven Patienten sind aber nicht in dem Sinne als kranke Ehen zu betrachten, dass zwei psychopathologisch auffällige oder kranke Menschen miteinander verheiratet sind. In der Regel sind depressive und schizophrene Kranke mit psychisch Gesunden verheiratet, die sich nicht wesentlich von der Durchschnittsbevölkerung unterscheiden. Es ist deshalb falsch, von schizophrenen oder depressiven Ehen resp. Familien zu sprechen.

3. Methodische Probleme der Paarforschung

3.1 Zur Erfassung der Paarstruktur

Der Begriff der Ehe lässt sich in juristischer Hinsicht als staatlich sanktionierte Lebensgemeinschaft einer Frau und eines Mannes klar definieren. Insofern ergeben sich keine Abgrenzungsprobleme gegenüber anderen Bevölkerungsgruppen. Eine solche zivilrechtliche Definition der Ehe kann aber nur den Rahmen für eine psychiatrisch ausgerichtete Ehepaarforschung setzen. Diese beschäftigt sich mit der inneren Beschaffenheit der Ehe und ihren Störungen bei psychisch Kranken.

Die innere Dynamik einer ehelichen Beziehung ist in der wissenschaftlichen Literatur der Ehe- und Familientheorie in ganz unterschiedlicher Weise charakterisiert worden. Zum Teil sind verschiedenartige Komponenten der Paarbeziehung hervorgehoben, zum Teil divergierende Akzente gesetzt worden. So hat Fisher bereits 1977 über 30 verschiedene Familientypologien gezählt, die sich auf unterschiedlich gewertete Teilaspekte der Familie zurückführen lassen. Sie schlug in Anlehnung an Hill und Hansen (1960) eine Konzeptualisierung der Familie in fünffacher Hinsicht vor, nämlich nach dem Adaptationsstil (d.h. der Art, wie die Familie mit Belastungssituationen umgeht), dem Entwicklungsstand der einzelnen Familienglieder, der Diagnose des identifizierten Patienten, der Familienthematik und dem interaktionellen Beziehungstyp. Berman und Lief (1976) sowie Kundert und Lässer (1978) haben die verschiedenen ehelichen Klassifizierungsschemata zusammengestellt. Dabei ist auffällig, dass die meisten Charakterisierungen der Ehe von kranken Ehepartnern und von gestörten ehelichen Beziehungen ausgehen. Normative Kriterien, welche die „gesunde Ehe" einschliessen, sind zwar verschiedentlich (u.a. von Ackermann, 1958) gefordert worden, doch dürfte sich die Ehe nach psychosozialen Gesichtspunkten kaum in allgemeingültiger Weise definieren lassen. Es scheint vielmehr so zu sein, dass sich die Ehe als Lebensgemeinschaft einer Festlegung nach statischen Kriterien entzieht.

Hingegen kann der Versuch gemacht werden, die eheliche Dyade in ihrem elementaren Aufbau zu charakterisieren und von einem derartigen *Strukturmodell* her auf grundsätzliche Fragen der Paarforschung aufmerksam zu machen. Ein solches Modell muss allerdings sehr abstrakt sein, um nicht die Vielfalt der ehelichen Beziehungsmuster von vornherein zu beschneiden.

Ein Ehepaar bildet als Dyade die kleinste Interaktionseinheit, die zwischen Menschen überhaupt möglich ist. Eine Frau und ein Mann stehen wechselseitig untereinander und gemeinsam nach aussen in einer bestimmten Beziehung. Dieses Beziehungssystem ist von Ehe zu Ehe verschieden. Es lässt sich jedoch durch folgende Ebenen charakterisieren:

1. Durch die *Individualität des einen wie des andern Partners,* wobei sowohl genetische, physiologische wie psychodynamische Phänomene die Persönlichkeit resp. Konstitution des einzelnen Individuums bestimmen. Auch mögliche Einflüsse der partnerschaftlichen Lerngeschichte, die sowohl beide als Individuen wie als gegenseitige Partner vollzogen haben, gehören hierzu.
2. Durch die *intradyadischen (verbalen und averbalen) Verhaltensweisen* der einzelnen Partner.
3. Durch die *extradyadische Abgrenzung* der beiden Partner gegenüber andern Personen, Gruppen und Institutionen. Diese Grenzziehung nach aussen steht wiederum mit einer Reihe von Gesetzmässigkeiten und gemeinsamen Regeln in Verbindung, welche die Paarbeziehung als Ganzes bestimmen (Zusammenhang zwischen innerer Kohäsion und äusserer Exklusion).

Bei diesem Schema handelt es sich um ein einfaches Grundgerüst. Die einzelnen Elemente dieses Modells stellen selber wieder komplizierte Systeme dar, die nach konstitutionellen, behavioristischen oder systemtheoretischen Konzepten weiter differenziert werden können. Darauf soll hier jedoch nicht weiter eingegangen werden.

Für unsere grundsätzliche Betrachtung ist nun bedeutsam, dass jedes einzelne Element in sich selbst gestört sein kann. Daraus ergeben sich drei prinzipiell verschiedene *Störquellen des ehelichen Beziehungssystems:*

Eine Störung auf der erstbeschriebenen Ebene kann durch die psychische Erkrankung eines (oder beider) Ehegatten bedingt sein. Im Hinblick auf Paare mit einem depressiven oder schizophrenen Patienten sind solche individuellen Störungen der einzelnen Ehegatten hauptsächlich auf dem Hintergrund des klassisch-medizinischen (aber auch klassisch-psychoanalytischen) Krankheitsmodells beschrieben worden (z.B. Mayo 1979, Jacobson 1971).

Eine Störung auf der zweiten Ebene stellen bestimmte Verhaltensmodifikationen einzelner Ehegatten dar. Sie können z.B. in einer Ablehnung des andern Partners bestehen. Solche personenbezogene Interaktionsstörungen sind insbesondere im Rahmen des Verstärker-Verlustkonzeptes von verhaltenstherapeutisch ausgerichteten Autoren untersucht worden (z.B. Lewinsohn und Mitarbeiter 1969, 1971, Mac Lean 1973).

Eine Störung auf der dritten Ebene wird durch ein pathologisches Gemeinschaftsverhalten des Paares hervorgerufen. Eine solche kann zum Beispiel bei gefährdetem inneren Zusammenhalt des Paares in einer isolierenden Abgrenzung nach aussen bestehen. Transaktionelle Verhaltensmuster sind im Hinblick auf Paare mit einem depressiven Patienten insbesondere von systemtheoretisch orientierten Forschern untersucht worden (z.B. Hinchliffe et al. 1978).

Bisher haben wir die möglichen Störungen des ehelichen Beziehungssystems nach ihrem Ausgangspunkt qualifiziert. Es ist jedoch häufig der Fall, dass die Wirkung der beschriebenen Störquellen sich auch auf die andern Ebenen auswirkt. In analoger Weise ist anzunehmen, dass die einzelnen Grundelemente der ehelichen Beziehung miteinander in enger Verbindung stehen. Sie sind hier nur zur schematischen Veranschaulichung künstlich getrennt dargestellt worden.

So sind die Persönlichkeiten der einzelnen Ehepartner nicht als absolut stabile Grössen zu betrachten. Willi (1975) sprach in diesem Zusammenhang von der „Interaktionspersönlichkeit", als der auf einen konkreten Partner bezogenen Persönlichkeit. Jeder erlebt und verhält sich als Persönlichkeit anders, je nachdem mit welchem Partner er in Interaktion steht. Willi (1975) und Buddeberg und Kesselring (1978) haben mit dem Rorschachversuch gezeigt, dass Probanden im gemeinsamen Rorschachversuch die Rorschachkleckse in erheblichem Masse anders deuten als im vorausgegangenen Einzelversuch.

Ähnliche Interdependenzen finden sich zwischen Individuum, Verhalten und familiärem Regelsystem. In höchst eindrücklicher Weise gehen solche Wechselwirkungen aus dem Studium von Paaren hervor, in denen ein Gatte an einer somatischen Krankheit wie der Chorea Huntington leidet. Nach der Untersuchung von Hans und Koeppen (1980) verändert der durch eine vererbte Hirnkrankheit hervorgerufene Persönlichkeitszerfall des Patienten sowohl das ganze Leben seines gesunden Partners wie in grundlegender Weise auch die Beziehung der beiden Ehegatten untereinander.

Es ist deshalb versucht worden, die Ehe nach einem kybernetischen Modell als ein in beständigem Informationsaustausch befindliches System zu sehen. Dabei ist allerdings zu berücksichtigen, dass nicht nur die gegenseitige Abhängigkeit einzelner Einflussgrössen von Bedeutung ist, sondern auch der Ausgangspunkt und die Richtung der Störung innerhalb des familiären Systems. So ist im Falle der oben erwähnten Chorea Huntington die primäre Störungsquelle eindeutig beim einzelnen kranken Individuum lokalisierbar. Bei den endogen-depressiven und schizophrenen Erkrankungen sind die Verhältnisse dadurch kompliziert, dass die Krankheitsursachen nicht endgültig geklärt sind. Der Verlauf beider Erkrankungen ist nicht völlig umweltstabil. Es ist vorstellbar, dass sich ungünstige Umweltverhältnisse und genetische Disposition bei der Auslösung der Krankheit verschränken.

Die Komplexität des Untersuchungsgegenstandes wird noch dadurch erhöht, dass die eheliche Dyade ja nach aussen nicht abgeschlossen ist und *äusseren Umwelteinflüssen* ausgesetzt ist. Die Ehe ist nicht nur durch soziale Gebote und Verbote in die staatliche (und oft auch kirchliche) Gemeinschaft eingeschlossen; sie ist oft auch nur Teil eines grösseren Familienverbandes (eigene Kinder, Mehrgenerationen-Familie). Darüber hinaus stehen die Eheleute in wechselseitigem Kontakt mit der näheren und weiteren Umgebung.

Neben den intradyadischen Störquellen sind deshalb auch extradyadische Störmomente in Betracht zu ziehen. Diese können sowohl einen der beiden Ehegatten als auch die eheliche Gemeinschaft als ganzes betreffen. Zum Beispiel kann die eheliche Gemeinschaft von der Umwelt (insbesondere von eigenen Angehörigen) abgelehnt werden, oder ein einzelner Gatte kann von seinen Eltern unter ständigem Druck gesetzt werden.

Von Bedeutung ist auch die sozio-kulturelle Situation der Ehegatten. Es kann zu Konflikten zwischen den Partnern (und dem Paar als ganzem und der Aussenwelt) kommen, wenn sie mit verschiedenen Kulturen oder sozialen Schichten in Verbindung stehen.

Alle diese Überlegungen weisen darauf hin, dass die Ehe weder ein in sich noch nach aussen eindeutig abgrenzbarer Untersuchungsgegenstand ist. Die meisten Autoren der Paarforschung sind sich darin einig, die Ehe als ein *offenes System* — eine Art ganzheitlicher Organismus — zu betrachten, indem sich die Beziehungen in Folge von Rückkoppelungsmechanismen kontinuierlich, ohne Anfang und Ende abspielen. (Watzlawick et al. 1969, Minuchin 1974, Willi 1975, Berman und Lief 1976, Bowen 1975, u.a.).

Für die Paarforschung ergeben sich daraus einige grundsätzliche methodische Schwierigkeiten der Datenauswahl, des Untersuchungsvorganges und der Dateninterpretation, die hier schwerpunktartig dargestellt werden sollen.

1. Die *Problematik der Datenauswahl* liegt darin begründet, dass Paarstrukturen durch ein ineinander verflochtenes Netz verschiedenster Einflussgrössen bestimmt sind. Methodisch können die vielfältigen Einflüsse auf die Paarbeziehung nicht alle mitberücksichtigt werden. Auch ist man beim heutigen Stand der Erkenntnisse noch nicht in der

Lage, die bedeutungsvollen Variablen von den weniger wichtigen zu unterscheiden.
Wissenschaftliche Arbeiten sind jedoch darauf angewiesen, dass die ausschlaggebenden Faktoren mittels gründlicher, vergleichender Beobachtung erkannt und beurteilt werden können. Was die Paarbeziehungen von depressiven und schizophrenen Patienten betrifft, ist aus der klinischen Erfahrung davon auszugehen, dass neben den grundlegenden psychosozialen Variablen (Geschlecht, Alter, Ehedauer, soziale Schicht) mindestens auch die Art der prämorbiden Ehebeziehung und die eheliche Belastung durch die Krankheit zu berücksichtigen sind. Die meisten Untersuchungen zu den Paarbeziehungen psychotischer Patienten haben bisher auf eine gründliche Erfassung dieser Einflussgrössen, sowie auf eine theoretische oder empirische Hypothesenbildung verzichtet. Durch das Studium von isolierten Variablen sind oft einzelne Untersuchungsaspekte unter Missachtung anderer Interpretationsmöglichkeiten überbetont worden.

Den meisten Untersuchungen auf diesem Forschungsgebiet liegen bisher univariate Korrelationsanalysen zugrunde. Angesichts der Komplexität der Paarbeziehung ist jedoch dieser Ansatz mit besonderen Gefahren verbunden.

Einerseits darf nicht angenommen werden, dass die verschiedenen Einflussgrössen voneinander unabhängig sind. So kann etwa die festgestellte Korrelation zwischen Eheglück und individueller Zufriedenheit der Ehegatten ein Halo-Effekt einer nicht untersuchten Einflussgrösse sein, z.B. Folge des beruflichen Erfolgs oder Auswirkung einer selbstzufriedenen Persönlichkeitsanlage beider Ehegatten.

Andererseits können sich verschiedene Faktoren durch ihre entgegengesetzte Wirkung gegenseitig aufheben. In solchen Fällen täuschen Durchschnittswerte über tatsächliche Gruppenunterschiede hinweg. Hier dürfen von multivariaten Strukturuntersuchungen (multidimensionale Skalierung, Clusteranalyse) zusätzliche Informationen über die innere Beschaffenheit eines Kollektivs erwartet werden.

Immer ist jedoch nach Brown (1972) im Auge zu behalten, dass die Interpretation soziodynamischer Daten schon deshalb vorsichtig sein muss, weil es schwierig ist, zuverlässiges Material über familiäre Prozesse zu erhalten und niemand voraussehen kann, welches Leid durch falsche Theorien bei den betroffenen Familien entstehen mag, bis der Irrtum schliesslich erkannt wird.

2. Grundsätzliche *Schwierigkeiten des Untersuchungsprocedere* ergeben sich daraus, dass Paarmuster nicht stabil sind. Als „offene Systeme" unterliegen die ehelichen Beziehungen altersgebundenen Entwicklungen, interindividuellen Anpassungen und zeitbedingten gesellschaftlichen Strömungen. Jede Ehe untersteht einem Wandlungsprozess, der sowohl von inneren wie äusseren Faktoren abhängt. Erwünschte oder unerwünschte Kinder, erzwungene Kinderlosigkeit, körperliche Krankheit, berufliche Entscheidungen – um nur einige massive Einwirkungen zu nennen – prägen die Paarentwicklung. Deshalb kann eine Paarbeziehung in keinem Stadium als „festgelegt" oder „definitiv" betrachtet werden.

Es ist zwar auffällig, dass einige Familien schwer belastende Einwirkungen ertragen und an ihnen wachsen, während andere ausserstande erscheinen, schon mit geringfügigen Änderungen fertig zu werden. Diese letzteren machen dann einen starren und unflexiblen Eindruck. Es ist aber bedeutungsvoll, dass auch diese Paare auf die potentielle Veränderbarkeit ihrer Beziehung reagieren – nämlich indem sie sie immer fester organisieren.

Kontrollierte und mit reproduzierbaren Messmethoden durchgeführte Studien bedürfen jedoch einer standardisierten Untersuchungssituation. Diese Bedingung ist wegen der „Offenheit des familiären Systems" nur schwer zu erfüllen. Die Wandlungsfähigkeit ehelicher Beziehung verlangt vom Untersucher gleichzeitig ein grosses Mass an Flexibilität wie einen beharrlichen administrativen Aufwand, nur schon um in grösserer Zahl jeweils beide Ehepartner gleichzeitig zur freiwilligen Mitarbeit zu bewegen. Es kann auch der Fall eintreten, dass die Familien, die eine innere Belastung zu tragen haben, sich dem Ansinnen einer Untersuchung gegenüber verschliessen, um den Familienzusammenhalt nicht zu gefährden.

Der Mangel an fundierten Untersuchungen über Paarbeziehungen depressiver und schizophrener Patienten ist unter anderem auch darauf zurückzuführen, dass man repräsentative und vergleichbare Stichproben von Ehepaaren nur mühevoll und unter speziell günstigen Arbeitsvoraussetzungen gewinnen kann. Einige Autoren sind deshalb auf gemischte Untersuchungsgruppen ausgewichen, wobei dann neben den ehelichen auch andere verwandtschaftliche Beziehungsformen in die Untersuchung einbezogen wurden (z.B. Bär 1975, Dutka et al. 1978).

Aber auch wenn es gelingt, unter standardisierten Bedingungen eine repräsentative Zahl von Ehepaaren zu untersuchen, ist die potentielle Instabilität des familiären Beziehungssystems insofern zu berücksichtigen, als nun der Untersuchungsvorgang selbst in das Verhalten und in die Entscheidungen der Ehegatten eingreift. Anwesenheit eines Beobachters oder Testsituationen beeinflussen die zu beurteilende Familiensituation. Der Untersucher wird nun direkt oder vermittels einer gestellten Aufgabe ebenfalls Interaktionsteilnehmer im zu studierenden Beziehungsfeld.

Die Störung des Beobachtungsfeldes durch die Untersuchung braucht so lange nicht unbedingt negativ zu bewerten sein, wie diese Einmischung klar erkannt wird. Manche die Familienpathologie konstituierenden Regeln sind zudem von aussen nicht erkennbar, solange nicht jemand – wie der Beobachter oder ein Therapeut – in Unkenntnis des Sachverhaltes gegen sie verstösst (Kaufmann 1972). Jedes familiäre Beziehungsmuster bricht sich dann in einer besonderen und für dieses typischen Weise am „Eindringling".

Solche massiven Störungen in der familiären Interaktion werden beispielsweise durch die Anwesenheit eines Therapeuten hervorgerufen. In ähnlicher Weise ist damit zu rechnen, wenn ein Untersucher als teilnehmender Beobachter einige Tage mit der Familie zusammenlebt, was der Autor in seinen früheren Untersuchungen in zehn Familien mit einem schizophrenen Angehörigen gemacht hat (Hell 1976, 1978). Der Einwand mangelhafter Objektivität ist bei solchen Untersuchungen nicht unbedingt stichhaltig. Einsehbare und definierte Störungen des Beobachtungsfeldes sind unter Umständen weniger irreführend als mit Mikrotraumen einhergehende und von den Probanden nicht durchschaubare Untersuchungsmethoden, deren Auswirkungen auf das Familienmilieu nicht absehbar sind. Gerade unpersönlich durchgeführte Fragebogenerhebungen sind oft als Interaktionselement in ihrer Wirkung auf das familiäre Milieu schwer durchschaubar. Es muss aber immer angenommen werden, dass die Antworten der Ehepartner durch die Untersuchungsanordnung mit beeinflusst werden. Wenn sich z.B. Ehepartner von monopolar-depressiven Patienten in einer Testbogenerhebung als besonders erwünschte Personen dargestellt haben (Ernst und Kupper, 1978), so stellt sich die Frage, ob diese Haltung durch den Eingriff der Untersuchung hervorgerufen oder verstärkt wurde (um sich vom Vorwurf der Mitverantwortung an der Erkrankung des Ehegatten zu distanzieren) oder ob die Ehepartner sich diese Haltung auch unabhängig von der Untersuchungssituation zuschreiben.

3. Prinzipielle *Probleme der Dateninterpretation* ergeben sich daraus, dass eheliche Beziehungsmuster infolge ihrer Offenheit eine Eigendynamik entwickeln können, welche sich einer verallgemeinernden Datenanalyse entziehen. Dadurch ist die Dateninterpretation auf jene Bereiche beschränkt, die das Allgemeingültige, aber nicht das Spezifische (resp. das spezifisch Wichtige) einer Paarbeziehung enthalten, worin eheliche Paarbeziehungen vielleicht überhaupt erst gründen. So lässt sich z.B. kein objektives und stabiles Kriterium denken, das ein tiefes innerliches Verständnis eines Paares wiederspiegeln könnte.

Paarbeziehungen sind nicht direkt fassbar, sondern nur mittels Sprache und Gestus beschreibbar. Die Verquickung von Sprache und Beziehungsform wird jedoch umso schwieriger interpretierbar, je intimer eine dyadische Beziehung ist, da hier in der Regel über allgemeine formale Kommunikationsgesetzmässigkeiten hinaus persönliche Formen der Kommunikation entwickelt worden sind.

Linguistische Untersuchungen haben darauf hingewiesen, dass viele Paare eine Art Privatsprache (Code) besitzen, die nicht nur abgeleitete Metaphern aus bestehenden Worten enthält, sondern mit eigentlichen verbalen „Urzeugungen" einhergeht. „Die Paarsprache ist kreativer als die gewöhnliche Sprache, und zwar nicht nur graduell, sondern in einer grundsätzlich anderen Weise" (Leisi 1978).

Die Schöpferkraft der Paarbeziehung beschränkt sich nicht auf die Sprache, findet hier aber oft einen besonders reizvollen Ausdruck (vgl. etwa Tucholsky's „Rheinsberg").

In Paarbeziehungen psychotischer Patienten ist manchmal zu beobachten, dass die Auseinandersetzung mit der Krankheit dazu führt, dass die beiden Ehegatten einen neuen Sinn in der gegenseitigen Beziehung entdecken, der neben die destruierende Erfahrung der Psychose tritt. Die betroffenen Paare erleben die Krankheit des einen Gatten in der Regel nicht nur als passive Opfer eines ausser ihrer Macht stehenden Prozesses, sondern fühlen sich persönlich betroffen und verantwortlich.

Dieses individuelle Erleben und Entscheiden der Betroffenen kann fast ausschliesslich durch Einzelfallbeobachtungen oder durch familientherapeutische Erfahrungsberichte anschaulich gemacht werden.

Statistische Gruppenanalysen sind nicht geeignet, eine solche Eigendynamik der Paarbeziehung zu erfassen. Um jedoch der Variabilität der Paarstrukturen gerecht zu werden, ist bei der Interpretation von statistischen Befunden speziell darauf zu achten, dass nicht nur Durchschnittswerte hervorgehoben, sondern dass auch die Streuung und die individuellen Charakteristika der Befunde interpretativ gewertet werden.

Fallbeispiel: Die bisher abstrakt gebliebenen Ausführungen zur Paarstruktur und ihrer Implikationen für die Eheforschung sollen abschliessend an einem Beispiel konkretisiert werden. Es wird in Stichworten die Paargeschichte eines Depressiven berichtet, in der sich innere Entwicklungen und äussere Einflüsse schliesslich zu einem starren Beziehungsmuster verflechten.

Der 62-jährige Herr T.T. stammt aus einer äusserlich geordneten und angesehenen Familie. Als Kind war Herr T. eher weichherzig, etwas zurückgezogen und einzelgängerisch. Im Erwachsenenalter imponierte er als gewissenhaft, ordentlich, äusserst selbstkritisch, dabei beruflich als Ingenieur tüchtig und erfolgreich.

Seine erste Frau, die er 31-jährig geheiratet hatte, strangulierte sich eine Woche nach der Heirat. Einige Jahre später ging er eine zweite Ehe mit einer um 9 Jahre jüngeren Säuglingsschwester ein, die aus einfacheren Verhältnissen stammte. Während sich Herr T. innerlich sehr stark an seine zweite Frau band und ihre Spontaneität und Vitalität bewunderte, fühlte sich seine zweite Frau von der

Ehe enttäuscht. Nachdem sie Mutter von drei Kindern geworden war, richtete sie sich in der Familie betont auf ihre Söhne aus. Sie gab später an, ihren Mann eher aus Mitleid und aus Pflichtgefühl sowie aus Gehorsam ihrem Vater gegenüber geheiratet zu haben. Sie habe immer darunter gelitten, dass ihr Mann nur schwer aus sich heraus kommen könne. Sie fühlte sich in ihrer Vitalität durch ihren Mann behindert und empfand sich eingeengt und unausgefüllt.

Nach einer zuerst somatisierten, später immer stärker devitalisierten Depression wurde Herr T. im Alter von 58 Jahren erstmals psychiatrisch hospitalisiert. Nach vorübergehender Besserung chronifizierte sich die Depression zusehends. Heute ist Herr T. vorzeitig pensioniert und invalid. Er wirkt schwerst bedrückt, mimisch starr wie eingefroren, im Denken gehemmt. Dabei realisiert er die eigene Antriebslosigkeit und das Gefühl der inneren Leere sehr schmerzhaft.

Auf die Depression ihres Mannes reagierte Frau T. zuerst mit Wut- und mit Schuldgefühlen. Als die Depression fortschritt, machte das Paar eine auswärtige Ehetherapie durch. Anschliessend ging Frau T. in eine Einzeltherapie.

Sie begann zwar nun die Erkrankung ihres Mannes zu akzeptieren, doch wollte sie sich nicht mehr durch die Anhänglichkeit und durch die von ihr nicht erwiderbare Liebe ihres Mannes begrenzen lassen. Während ihr Mann bei Wiedereingliederungsversuchen scheiterte, engagierte sie sich erfolgreich in einer neuen beruflichen Tätigkeit. Obwohl sie ihren Mann nun mehr als Last empfand, war für Frau T. eine Ehescheidung aus verschiedenen Gründen ausgeschlossen. Zu diesen Gründen zählte Frau T. die Belastung ihrer Kinder mit einer Scheidung sowie eigene moralische Wertvorstellungen, die sie an einem endgültigen Verlassen des Mannes hinderten. Gesellschaftliche und finanzielle Nachteile einer von ihr eingeleiteten Scheidung spielten dabei ebenfalls eine Rolle.

Die Ehesituation der Familie T. erscheint heute als völlig blockiert: Frau T. kann und will sich nicht mit ihrem depressiven Manne einlassen, kann aber faktisch auch nicht von ihm lassen. Herr T. muss auf die emotionale Zuwendung seiner von ihm geliebten Frau verzichten, verliert aber sein Zuhause nicht vollständig.

In dieser knappen Paargeschichte eines depressiven Mannes sind verschiedene Aspekte bedeutungsvoll: die typische prämorbide Persönlichkeit des Patienten (Typus melancholicus), die Art der Gattenwahl und die konfliktträchtige Gegensätzlichkeit der Ehegatten, die unbewusst schwelenden Paarkonflikte und das anhaltende eheliche Unbefriedigtsein, das depressive Verhalten des Patienten und die Reaktionsweise der Ehepartnerin, sowie bestimmende äussere Faktoren, zu denen auch die Ehetherapie gehört. Im Einzelfall sind jedoch die verschiedenen Perspektiven miteinander verschränkt und nur künstlich voneinander zu lösen.

3.2 Zur Psychodiagnostik bei Ehepartnern

Während die Paarforschung unabhängig von der Untersuchungsthematik allgemeine methodische Fallgruben zu berücksichtigen hat, ergeben sich für die eigene Untersuchung bei der Auswahl des geeigneten Untersuchungsverfahrens zusätzliche Probleme. Die Erfahrung mit psychodiagnostischen Instrumenten in der Eheforschung ist nun aber gerade in der deutschsprachigen Literatur gering. Im anglosächsischen Sprachraum stehen bereits mehrere Methoden zur Verfügung. Phillips (1973) und Cromwell et al. (1976) haben sie zusammenfassend referiert; Scholz (1978) hat sie in seinem deutschen Handbuch zusammengestellt. Dabei fällt auf, dass das Aufstellen geeigneter Kriterien für eine befriedigende Systematik der psychodiagnostischen Verfahren nicht leicht fällt.

Im Anschluss an das früher entwickelte Strukturmodell und in Anlehnung an Haley (1972) und Scholz (1978) lassen sich die verschiedenen psychodiagnostischen Methoden folgendermassen gliedern:

1. Methoden, die die Ehe ausschliesslich als Summe individueller Eigenarten ihrer Partner abbilden. Der diagnostische Schluss besteht in der Summierung individueller Besonderheiten und deren Transformation auf die Ehe.

2. Methoden, die die dyadische Struktur der Ehe auf der Grundlage des partnerbezogenen Verhaltens (inkl. der Einnahme oder der Erwartung bestimmter Rollen) abbilden.

3. Methoden, die die Dyade als Kooperationseinheit abbilden, sei es bezüglich der Gestaltung der Kommunikation oder bezüglich bestimmter Konfliktlösungsmuster.

Die ersten beiden Gruppierungen betreffen eher interpersonale, die letzte betrifft eher kommunikative resp. systemische Gesichtspunkte. Im ersten Fall steht die Analyse der paarbezogenen Persönlichkeiten der Ehegatten (resp. ihre Wahrnehmungen und Erwartungen) im Vordergrund. Im zweiten Fall wird die Interaktion zwischen den Ehepartnern — unter Aussparung der individuellen Gesichtspunkte — studiert.

Die eigene Untersuchung beschäftigt sich vorwiegend mit personalen und interpersonalen Aspekten der ehelichen Beziehung von depressiven und schizophrenen Patienten. Deshalb soll im folgenden nur auf psychodiagnostische Verfahren eingegangen werden, die personale Aspekte der Ehepartner und ihrer Beziehung erfassen.

Es ist jedoch wichtig, sich zu vergegenwärtigen, dass aus interpersonalen Aspekten nicht notwendigerweise auf kommunikative Verhältnisse geschlossen werden kann. Viele gängige Familienmodelle gehen von der Familie als funktionelle Einheit aus. Solche theoretischen Vorstellungen können deshalb durch eine interindividuelle — aber nicht systemische — Studie sensu strictu weder bestätigt noch widerlegt werden. Umgekehrt lässt sich aus Kommunikationsstudien nicht unbedingt auf persönliche Störungen der beteiligten Personen schliessen, die in solchen theoretischen Ansätzen ja als „black boxes" behandelt werden.

In der Paarforschung psychiatrischer Patienten erscheint ein interpersonaler Untersuchungsansatz aus verschiedenen Gründen beachtenswert. Einmal wurde in der Literaturübersicht hervorgehoben, dass bezüglich der persönlichkeitsspezifischen Paarkonstellationen wesentliche Informationslücken bestehen. Zum anderen ist aber auch davon auszugehen, dass bereits psychotisch erkrankte Patienten schwere intraindividuelle Störungen aufweisen, so dass sich ein personenbezogenes Vorgehen auch in der Paarforschung aufdrängt.

Im Rahmen dieser interpersonalen Forschungsrichtung ist verschiedentlich versucht worden, psychodiagnostische Verfahren, die sich in der Individualdiagnostik bewährt haben, auf Paarbeziehungen auszudehnen. So ist der individuelle Rorschachversuch in je verschiedener Weise sowohl von Loveland et al. (1963) wie auch von Willi (1973, 1974) zum gemeinsamen Rorschachversuch ausgeweitet worden.

Der gemeinsame Rorschachversuch nach der Version von Willi versucht, Gruppenprozesse sowohl auf der Ebene sozialen Verhaltens wie auf der Ebene des unbewussten Erlebens zu erfassen. Die Rorschachtafeln bieten sonst kaum zu findende, in ihrer Bedeutung nicht festgelegte, Ausgangsobjekte für die Untersuchung. Der Wegfall von richtigen Lösungen ergibt ein breites Interaktionsspektrum zur Verhaltensanalyse. Der Nachteil der Methode liegt bezüglich der Erlebensanalyse im projektiven Verfahren, dessen Auswertung hochgradig subjektiv und vom Können und der Erfahrung des Untersuchers abhängig ist.

Aus Mangel an geeigneten einschlägigen Methoden wurde auch der MMPI (Lee Yon et al. 1975) und der FPI (Ernst und Kupper 1978) in der Diagnostik von interpersonalen Beziehungsmustern eingesetzt. Im Gegensatz zum gemeinsamen Rorschachversuch sind aber diese Verfahren methodisch nicht über den individualdiagnostischen Ansatz hinaus ausgeweitet worden. Da diese Testbogen auch keine Einstellungen zum Partner erfassen, lassen sie nur eine vergleichende Gegenüberstellung einer individuell erfassten Symptomatologie bei beiden Partnern zu.

In der Paardiagnosik ist jedoch ein Persönlichkeitstest von Vorteil, der nicht ausschliesslich als individual-diagnostisches Instrument konzipiert ist, sondern bei der Charakterisierung der Probanden auch Beziehungsaspekte in wesentlichem Ausmass mitberücksichtigt. Solche sozialen Einstellungen schliesst in bedeutendem Umfange der von Richter und Beckmann (1972, 1979) ediierte Giessentest ein. Durch seine schwerpunktartige Akzentuierung psychosozialer Merkmale eignet sich dieses Verfahren auch zur Charakterisierung von Zwei- und Mehrpersonenbeziehungen. Der Giessen-Test ermittelt, welche Merkmale eine Person sich selbst (Selbstbild) und welche Merkmale er einer andern Person (Fremdbild) zuschreibt. Bei der Untersuchung von Paarbeziehungen sind somit wechselseitige Selbst- und Fremdbeurteilungen der Ehegatten systematisch erfassbar. Damit lässt sich sowohl ein Bezug zum Selbstkonzept wie zur Rollenverteilung in der Paarbeziehung herstellen.

Der Giessen-Test ist überdies das erste deutschsprachige Verfahren, das für die Interaktionsdiagnostik standardisiert wurde (Maack und Beckmann 1979). Beckmann und Junker (1973) zeigten, dass insbesondere Partnerbeziehungen über den Giessen-Test valide erfassbar sind.

In der Paaranalyse mit dem Giessen-Test sind jedoch auch Gefahren zu berücksichtigen. Bei Durchsicht der bisherigen Testliteratur fällt in vielen Studien eine unscharfe Trennung von Testkonstruktion und Testmessung einerseits sowie psychodynamischen Modellvorstellungen und Testinterpretationen andererseits auf. Es ist möglich, dass diese unkritische Verquickung durch den Anspruch der Testautoren begünstigt wurde, im psychoanalytischen Sinn verstandene Übertragungs- und Gegenübertragungsphänomene zu bearbeiten. Es ist aber Beckmann (1979) völlig beizupflichten, wenn er betont, dass der Test nur interne und externe Merkmalszuschreibungen von Personen, aber keine objektiv gegebene Eigenschaften dieser Menschen erfasst. Der Giessen-Test erfasst auch keine positive resp. negative identifikatorische Projektionen (im Sinne des psychoanalytischen Modells), wie bei Paaranalysen mit dem Giessen-Test immer häufiger als Testaussage (und nicht als Testinterpretation) vorgegeben wird.

Auch wenn es von einem theoretischen Ansatz her einen Rückschritt bedeutet, erscheint der Verzicht auf derartige metasprachlichen Ausschmückungen der Testaussage solange angebracht zu sein, als die vorgegebene Einheit von Konzeptvorstellung und Testaussage nicht belegt ist und andere Interpretationen der gleichen Befunde möglich sind.

Bisher sind wir auf die im deutschen Sprachraum standardisierten Testverfahren eingegangen. Jeder Test kann jedoch immer nur einen kleinen Ausschnitt der Wirklichkeit erfassen. Je genauer das Messinstrument ist, desto kleiner wird dieser Messbereich sein. So verfügt der Giessen-Test bei mittlerer Präzision über einen im Vergleich zum ungenaueren Rorschach-Versuch relativ kleinen Aussagebereich (Richter und Beckmann 1972). Dieser umgrenzte Messbereich kann nur interpretativ mit dem weiteren Umfeld des Forschungsgegenstandes in Beziehung gebracht werden. Dabei können weitere Beobachtungen aus dem Untersuchungsablauf (wenn die Daten persönlich gesammelt wurden) oder Erfahrungen aus dem klinischen Alltag als Richtmass und Stütze dienen. In diesem Zusammenhang dürfte aber vor allem dem klinischen Interview eine besondere Bedeutung zukommen, gerade weil es nur unscharfe, aber dafür anschauliche und breitfächerige Beobachtungen zulässt.

Es müssen aber auch spezielle Formen des klinischen Interviews entwickelt werden, welche die Überprüfung von spezifischen Fragestellungen in flexibler Weise ermöglichen. In der eigenen Untersuchung ist ein solcher Versuch unternommen worden.

Dabei erscheint die gleichzeitige Verwendung von standardisierten Fragebogenverfahren und semistrukturiertem Interview besonders aufschlussreich, da durch diese Kombination Vor- und Nachteile der einzelnen Untersuchungsmethoden ausgeglichen werden können. Das flexible Interview ermöglicht den Ehepartnern, sich in individueller Weise auszudrücken, während das ausgewählte Fragebogenverfahren eingeschränkt, aber psychometrisch überprüfbare Aussagen erlaubt.

4 Eigene Untersuchung

4.1 Zielsetzung und Gliederung der eigenen Untersuchung

Die derzeit vorliegenden Forschungsergebnisse belegen eine ganze Reihe von Wechselwirkungen zwischen schizophrenen und depressiven Patienten und ihren Ehepartnern. So sind die Ehepartner psychotischer Patienten von den Auswirkungen der Krankheit meist unmittelbar und stark betroffen, während umgekehrt auch zwischen der Einstellung der Angehörigen zur Krankheit und der Prognose des Patienten ein enger Zusammenhang besteht. Die Persönlichkeit der Ehepartner von schizophrenen und affektkranken Patienten und ihre persönlichkeitsspezifische Paarbildung sind aber noch wenig untersucht, wie die Literaturübersicht zeigt. Verhaltensmuster der gesunden Ehepartner gegenüber dem erkrankten Patienten sind zwar verschiedentlich studiert worden, doch wurden sie erst ansatzweise in einen Zusammenhang mit dem Krankheitsverhalten der Patienten gestellt. Darüber hinaus lassen methodenkritische Überlegungen die bisher bekannten Ergebnisse als zum Teil nicht repräsentativ oder nicht reliabel erscheinen, zumal in den meisten Erhebungen personale und familiäre Einflüsse sowie krankheitsspezifische Behinderungen der Patienten weitgehend unerfasst blieben.

Die vorliegende Studie versucht einen Teil der offenen Fragen zu beantworten und dabei den geäusserten methodenkritischen Einwänden Rechnung zu tragen. Sie gliedert sich in drei Hauptteile:

1. Eine Untersuchung der Persönlichkeit der Ehepartner schizophrener und depressiver Patienten.
2. Eine Untersuchung der paarweisen Persönlichkeitskonstellation in den Ehen schizophrener und depressiver Patienten.
3. Eine Untersuchung des krankheitsbezogenen Verhaltensmusters der Ehepartner von schizophrenen und depressiven Patienten.

Die Bedeutung der einzelnen Untersuchungsaspekte ergibt sich zwangslos aus der zentralen Stellung, welche die Persönlichkeit des Ehepartners im Leben des Kranken einnimmt. Ob die Ehepartner mehr kausal zur Krankheitsentwicklung beitragen, oder mehr reaktiv von der Krankheit betroffen sind, ist nicht Gegenstand der Untersuchung. Vielmehr sollen die Zusammenhänge zwischen Ehepartner und Patient auf deskriptiver Ebene beobachtet und analysiert werden.

Die Untersuchung geht von der Vorstellung aus, dass die Persönlichkeit der Ehepartner, ihr Verhalten gegenüber dem Patienten und das Krankheitsbild der Patienten in enger Beziehung zueinander stehen. Um die erwarteten Wechselbeziehungen näher zu beschreiben, sollen Ehepartner von psychiatrischen Patienten, die an einer depressiven resp. schizophrenen Krankheit leiden, miteinander verglichen werden.

Schizophrene und depressive Syndrome eignen sich deshalb für einen solchen Vergleich, da sie sich diagnostisch relativ gut voneinander abgrenzen lassen (Baumann und Woggon, 1979). Schizophrene und depressive Patienten unterscheiden sich sowohl bezüglich ihrer prämorbiden Persönlichkeitsstruktur wie vor allem bezüglich ihres Krankheitsverhaltens. Es ist zu überprüfen, ob auch ihre Ehepartner in ihrer persönlichen Einstellungs- und Verhaltensweise voneinander abweichen und ob das interpersonale Beziehungsmuster der depressiven und schizophrenen Patienten mit ihren Ehepartnern von unterschiedlicher Art ist.

4.2 Methodik

4.2.1 Auswahl der Stichprobe

Die Untersuchung wurde an der Psychiatrischen Universitätsklinik Zürich durchgeführt und erfasste ausschliesslich hospitalisierte Patienten. Auf Grund der Zivilstandsangaben wurden alle verheirateten Patienten registriert, die während eines Jahres (15.10.79 - 14.10.80) in der Klinik (Allgemein- und Privatabteilung) eintraten. Dabei handelte es sich sowohl um Ersthospitalisationen als auch um Wiederaufnahmen. Von diesen registrierten Personen wurden jene Patienten in die Studie aufgenommen, welche folgende Kriterien erfüllten:

1. Es musste ein depressives oder schizophrenes Syndrom im Vordergrund des psychopathologischen Bildes stehen und zur Hospitalisation geführt haben. Gemäss internationalem Diagnoseschlüssel ICD (9. Revision) wurden folgende nosologische Diagnosen erfasst:
– Erkrankungen aus dem Formenkreis der Schizophrenie (ICD 295.0 - 295.9)
– Depressionen bei monopolaren und bipolaren Affektpsychosen (ICS 296.1, 296.3)
– Reaktive depressive Psychosen (ICD 298.0)
– Neurotische Depressionen (ICD 300.4)
– Länger dauernde depressive Reaktionen (ICD 309.1)
Patienten mit psychoorganischer Komponente oder primären Süchten wurden ausgeschlossen.
2. Der Patient musste zwischen 20 und 65 Jahre alt sein.
3. Sowohl Patient als auch Ehepartner mussten deutsch sprechen.

121 Patienten erfüllten diese Kriterien, von denen 103 (85,1 %) erfasst werden konnten. 11 Patienten wurden vor der möglichen Kontaktnahme mit dem Ehepartner wieder aus der Klinik entlassen. 4 Ehepartner waren ortsabwesend, 2 Ehepartner und 1 Patient lehnten eine Mitarbeit ab. Die 18 nicht in die Untersuchung eingegangenen Patienten verteilen sich gleichmässig auf die betrachteten Diagnosegruppen, so dass keine Verzerrung der Ergebnisse auf Grund der Ausfälle zu erwarten ist.

Ein Vergleich der Zusammensetzung des Untersuchungskollektivs mit der offiziellen Aufnahmestatistik der Psychiatrischen Universitätsklinik Zürich für das Jahr 1980 unterstreicht die Repräsentanz der Stichprobe für verheiratete Patienten dieser Klinik. Denn obwohl die Aufnahmestatistik auf einer etwas anderen Untersuchungsperiode basiert und auch fremdsprachige Patienten umfasst, findet sich bei den verheirateten Patienten eine vergleichbare Geschlechts- und Altersverteilung für die betrachteten schizophrenen und depressiven Diagnosegruppen (Tab. A 1).[1]

Man muss allerdings beachten, dass sich die vorliegende Untersuchung mit psychiatrisch hospitalisierten Patienten und ihren Ehepartnern befasst. Die Mehrzahl aller schizophrenen Patienten wird zwar einmal in ihrem Leben psychiatrisch hospitalisiert; dies gilt aber für depressive Patienten in weit geringerem Masse. Für diese wirken sich ausserdem hohe Suizidalität und Therapieresistenz als zusätzliche Selektionsmomente aus, so dass die Stichprobe nicht allgemein als repräsentativ angesehen werden kann. Stark ausgeprägte Krankheitsbilder, wie man sie in einer psychiatrischen Klinik antrifft, erscheinen aber für die vorliegende Untersuchung insofern als günstige Voraussetzung, als hier gröbere Auffälligkeiten zu erwarten sind als bei leichteren, weniger von der Norm abweichenden Krankheitsfällen.

Von den 103 erfassten Patienten (61 Frauen / 42 Männer) leiden 52 an einem schizophrenen und 51 an einem depressiven Syndrom (Tab. 1). Die Diagnose wurde sowohl von den behandelnden Klinikärzten wie vom Untersucher auf Grund der Kriterien der Zürcher Schule gestellt.

Die *schizophrene Untergruppe* setzt sich aus 37 Patienten mit rein schizophrener und 15 Patienten mit schizoaffektiver Erkrankung zusammen. Die Zuordnung der schizoaffektiven Psychosen zu den schizophrenen Syndromen geschah in Übereinstimmung mit der internationalen Klassifikation der WHO. Die *depressive Untergruppe* umfasst 29 Patienten mit monopolar-depressiver Affektpsychose und 22 Patienten mit anderen Depressionsformen (5 Patienten mit bipolarer Affektpsychose, je 7 Patienten mit einer reaktiven Depression oder einer neurotischen Depression, sowie 3 Patienten mit einer Depression und sekundärer Suchtentwicklung). Als Mass für die Depressionstiefe wurde die Hamilton-Fremdbeurteilungsskala (Hamilton 1960) verwendet, die bei Spitaleintritt der depressiven Patienten einen Mittelwert von 28,2 und einen Median von 26,1 lieferte.

4.2.2 Untersuchungsinstrumente

Bei der Auswahl eines psychodiagnostischen Testverfahrens war die Überlegung massgebend, ein standardisiertes und hinsichtlich Reliabilität und Validität überprüfbares Verfahren zur Verfügung zu haben, das sowohl zur Einzeldiagnostik der Ehegatten wie auch zur Charakterisierung der persönlichkeitsspezifischen Paarkonstellation verwendet werden kann. Dabei sollten weniger psychopathologische Symptome als persönliche Haltungen der Ehepartner erfasst werden. (In der Literaturübersicht ist herausgearbeitet worden, dass bei Ehepartnern von depressiven und schizophrenen Patienten weniger psychiatrische Krankheiten als unterschiedliche Selbstkonzepte und differierende Einstellungsmuster zur Umwelt erwartet werden müssen.)

Diese Überlegungen führten zur Wahl des Giessen-Testes (GT). (Vgl. Kapitel „die Psychodiagnostik bei Ehepartnern").

---

[1] Tabellen, die im Anhang aufgeführt werden, sind mit dem Buchstaben A (= Anhang) gekennzeichnet.

Tabelle 1. Nosologische Gruppierung des Gesamtkollektivs

Diagnose	Anzahl	Geschlecht	
		männlich	weiblich
Schizophrenie	37	13 (35,1 %)	24 (64,9 %)
Mischpsychose	15	6 (40,0 %)	9 (60,0 %)
Schizophrenes Untersuchungskollektiv: Schizophrenie und Mischpsychose zusammen	52	19 (36,5 %)	33 (63,5 %)
Monopolar depressive Affektpsychose	29	11 (37,9 %)	18 (62,1 %)
"Andere Depressionen"	22	12 (54,5 %)	10 (45,5 %)
Depressives Untersuchungskollektiv: Monopolare und andere Depressionen zusammen	51	23 (45,1 %)	28 (54,9 %)
Gesamtkollektiv	103	42 (40,8 %)	61 (59,2 %)

Der GT hat eine mittlere Bandbreite und Präzision, um sowohl zeitkonstante als auch zeitvariable Merkmale mit genügender Zuverlässigkeit zu erfassen (Richter und Beckmann 1972, 1979). Für die vorliegende Untersuchung ist dies von Vorteil, da somit auch reaktive Einstellungsmuster der Ehepartner (nach Erkrankung des Patienten) gemessen werden können. Der GT baut auf sechs Skalen auf, um bestimmte Einstellungen des Probanden zu beschreiben: die soziale Resonanz, das Dominanzbestreben, die Kontrolliertheit, die Grundstimmung, die Verschlossenheit und die Durchsetzungsfähigkeit (Potenz) gegenüber der Umwelt (Tab. A 2). Zur Erfassung der Paarbeziehungen wurde der GT insgesamt 4mal angewendet:

— zur Selbstbeurteilung des Ehepartners (Selbstbild Ehepartner)
— zur Beurteilung des Ehepartners durch den Patienten (Fremdbild Patient)
— zur Selbstbeurteilung des Patienten (Selbstbild Patient)
— zur Beurteilung des Patienten durch den Ehepartner (Fremdbild Ehepartner)

Neben den Persönlichkeitsmerkmalen der Probanden wurde in einem Nebenteil der Untersuchung auch die Befindlichkeit der Ehepartner mit der Eigenschaftswörterliste (EWL) nach Janke und Debus (1978) erfasst. Die EWL ist ein mehrdimensionales Verfahren zur Beschreibung des aktuellen Befindens. Sie eignet sich sowohl zur differenzierten Erfassung der gehobenen (5 Dimensionen) wie der erniedrigten Stimmungslage (9 Dimensionen). Die von Janke und Debus (1978) angegebenen Empfehlungen für eine einmalige Anwendung des Testes wurden eingehalten: Die Ehepartner füllten den Test einzeln in den Abendstunden unter vergleichbaren Belastungsbedingungen aus.

Zur Ergänzung der Fragebogenerhebung wurden in einem semistrukturierten Interview mit den Ehepartnern die familiären Verhältnisse zum Zeitpunkt der Erkrankung der Patienten bestimmt. Das Interview stützte sich auf einen eigens entwickelten Fragebogen, der beim Autor bezogen werden kann. Die Fragen, welche die krankheitsbedingte soziale Behinderung des Patienten und des Ehepartners betreffen, sind in Anlehnung an die „social adjustment scale" von Weissmann und Paykel (1974) und der SSA (Schätzskalen zur Erfassung der sozialen Anpassung) von Merz und Malzacher (1979) formuliert worden. Die übrigen Themenkreise der Interviews berühren cognitive, emotionale und verhaltensmässige Einstellungen des Ehepartners gegenüber dem Patienten. Zur Überprüfung der Interrater-Reliabilität wurde das Interview in 18 zufällig ausgewählten Fällen von einer Psychiaterin unabhängig vom Untersuchenden mitbeurteilt. Dabei ergab sich eine gute Übereinstimmung der Ratings zwischen den Beobachtern (zwischen 0.54 und 1.0 je nach Item, Spearman Korrelationskoeffizienten).

4.2.3 Praktisches Vorgehen

Der erste Kontakt des Untersuchers mit Patient und Ehepartner erfolgte in getrennten Sitzungen während der ersten 4 Hospitalisationstagen. Dabei wurden beide über das Vorhaben der Untersuchung orientiert. Im Anschluss daran führte der Untersucher mit dem Ehepartner ein semi-strukturiertes Interview von 60-90 Minuten Dauer durch und gab ausserdem Anleitungen für das Ausfüllen der Fragebogen zu Hause. In der Mehrzahl der Fälle empfing der Untersucher den Ehepartner eine Woche später zu einer Fortführung des Gesprächs.

Mit dem Patienten sprach der Untersucher unmittelbar nach Eintritt und vor Austritt aus der Klinik. Die Eintrittsuntersuchung war jeweils psychopathologisch ausgerichtet, um zu einer ICD-Diagnostik zu kommen resp. die Depressionstiefe nach Hamilton (1960) einzuschätzen. Vor Austritt des Patienten aus der Klinik (resp. nach Abklingen der Symptomatik) gab ihm der Untersucher dann Anleitungen zum Ausfüllen der Fragebogen. Patient und Ehepartner füllten die Giessen-Testformulare einzeln und unabhängig voneinander aus (der Patient in der Klinik, der Ehepartner zuhause). Um Missverständnissen vorzubeugen, wurden Patient und Ehepartner angeleitet, sich und den Ehegatten so einzuschätzen, wie sie sich aus dem gewohnten Alltag (vor der letzten Krankheitsphase) kennen. Die gesamte Untersuchungsdauer pro Paar betrug zwischen drei und fünf Stunden. In vielen Fällen führte das Untersuchungsprocedere dazu, dass der Untersucher zu gemeinsamen Familiensitzungen zugezogen wurde. Ferner standen in allen Fällen die Krankengeschichten der Klinik für weitere Datenanalysen zur Verfügung.

4.2.4 Fragestellungen und Hypothesen

Der Untersuchung liegen drei grundsätzliche Fragestellungen zu Grunde. Die dazu im folgenden entwickelten Hypothesen basieren auf den bisher bekannten und in der Literaturübersicht zusammengefassten Resultaten aus der Paarforschung. Sie erscheinen auf dem Hintergrunde der eigenen klinischen Erfahrung plausibel und gut begründbar.

Es soll nun allerdings nicht versucht werden, diese Hypothesen im klassischen Sinne („Voraussetzung/Behauptung/Beweis") zu bearbeiten, so dass das Ergebnis der Untersuchung nicht darin besteht zu entscheiden, ob Hypothesen beibehalten oder verworfen werden können. Eine solche Zielsetzung erscheint in bezug auf den Untersuchungsgegenstand als zu hoch angesetzt, da eine wirksame Kontrolle von Voraussetzungen und Variablen allenfalls unter Laborbedingungen für einen extrem eingeschränkten Untersuchungsbereich realisierbar wäre (vgl. Kapitel „Methodische Probleme der Paarforschung"). Auf eine Zerlegung der Fragestellung in Elementarhypothesen wird deshalb verzichtet; das Hauptgewicht liegt vielmehr auf dem Versuch, Hinweise zu finden, die die global formulierten Hypothesen stützen (im Sinne einer explorativen Datenanalyse).

1. Krankheitsspezifische Einstellungsmuster der Ehepartner

Fragestellung: Unterscheiden sich Ehepartner von schizophrenen und depressiven Patienten bezüglich ihres Persönlichkeitsbildes — wie es mit dem Giessen-Test erfasst wird — voneinander?
Zusatzfrage: Unterscheiden sich die Persönlichkeitsprofile der Ehepartner von schizophrenen und depressiven Patienten von den Persönlichkeitsprofilen der Ehepartner einer Allgemeinbevölkerung?
Hypothese: Es wird erwartet, dass sich die Ehepartner von depressiven Patienten im Giessen-Test positiver (d.h. in der Testsprache positiv sozial resonanter, gefügiger, überkontrollierter und hypomanischer) schildern als Ehepartner von schizophrenen Patienten sowie als Ehepartner der Durchschnittsbevölkerung.

Zusammenfassende Begründung der Hypothese: Die Annahme stützt sich auf die Arbeiten von Ernst und Kupper (1978) und Bär (1975), die mit anderen Testverfahren ermittelten, dass sich Ehepartner monopolar-depressiver Patienten als besonders erwünschte, nachgiebige, zuverlässige (resp. beherrschte) und fröhliche (resp. zufriedene) Menschen sehen oder als solche gesehen werden. Andere Beobachtungen, die ebenfalls in der Literaturübersicht angeführt wurden, weisen darauf hin, dass Ehepartner im Zusammenleben mit Depressiven besonders stark zu kompensierenden Selbstbehauptungen neigen, um sich beispielsweise vor dem Appellations- und Deprivationsverhalten der Depressiven zu schützen oder ein Gegengewicht gegen die deprimierenden Einflüsse der Krankheit des Ehegatten zu schaffen. Gleichzeitig sind sie gezwungen, das innerfamiliäre Gleichgewicht aufrechtzuerhalten, wobei sie gemeinsame Verhaltensregeln nicht gefährden dürfen.

Es kann deshalb angenommen werden, dass sie sich einerseits im deutlichen Gegensatz zum Depressiven schildern (also als nicht-wertlos, nicht-egozentrisch, nicht-schuldig, nicht-depressiv), sich aber andererseits an gesellschaftlich akzeptierten Attributen wie soziale Attraktivität (GT-Skala 1), Nachsichtigkeit (GT-Skala 2), Selbstkontrolle (GT-Skala 3) und Ausgeglichenheit (GT-Skala 4) anlehnen, die wiederum mit der strengen Ordnungswelt des Typus melancholicus in Verbindung stehen und von daher keinen Angriffspunkt bieten.

Ehepartner von Schizophrenen lassen sich nach der Literatur nicht in gleicher Weise charakterisieren. Sie sollen häufiger phallische resp. infantile Züge zeigen. Nach der eigenen klinischen Erfahrung lässt sich bei ihnen jedoch kein einheitliches Persönlichkeitsmuster finden.

2. Krankheitsspezifische Paarstruktur

Fragestellung: Unterscheidet sich die paarweise Persönlichkeitskonstellation von depressiven Patienten und ihren Ehepartnern von derjenigen schizophrener Patienten und ihren Ehepartnern?

Hypothese: Es wird erwartet, dass das Beziehungsmuster depressiver Patienten und ihrer Ehepartner mehrheitlich in komplementärer Weise durch stark divergierende Positionen festgelegt ist. (Für das Vorliegen eines eindeutig festgelegten komplementären Positionsmusters wird gefordert, dass die wechselseitigen Beurteilungen sowohl für den Patienten wie für den Ehepartner gut übereinstimmen [eindeutige Festlegung der Position], dass hingegen deutliche Unterschiede zwischen den Ehegatten bestehen [Komplementarität der Positionen]). Es wird zudem erwartet, dass die Beziehungsmuster schizophrener Patienten diese einheitliche Struktur der Depressiven nicht aufweisen.

Zusammenfassende Begründung der Hypothese: Diese Annahmen stützen sich auf die Arbeiten von Bruns und Wöbbe (1977) und Greene et al. (1976), die bei depressiven Patienten mit verschiedenen Untersuchungsmitteln auf eine komplementäre Ehestruktur aufmerksam gemacht haben. Nach familientherapeutischen Erfahrungen sind komplementäre Beziehungsmuster dadurch, dass sie eine gegenseitige Ergänzung der Partner erlauben, in der Regel stabiler als symmetrische Beziehungsmuster. Es ist deshalb anzunehmen, dass in einem engen Abhängigkeitsverhältnis stehende depressive Menschen und ihre Ehepartner unter der Belastung mit einer Depression immer stärker zur tragfähigen Beziehungsform der Komplementarität neigen. Je ausgeprägter sich der Depressive infolge seiner Krankheit in einer regressiven Position befindet, desto stärker wird sein Partner um eine progressive Position bemüht sein. Aus früher dargestellten Überlegungen ist zu schliessen, dass der Depressive eher ein negatives, der Partner eher ein positives Selbstkonzept hat.

Schizophrene Menschen und ihre Ehepartner werden sich in der Krankheitsphase des Patienten nur sehr schwer in irgendeiner Weise gemeinsam organisieren können. Es ist anzunehmen, dass sich die intraindividuelle Integrationsstörung des schizophrenen Patienten auch auf Beziehungsebene darin niederschlägt, dass sich die beiden Partner widersprüchlich und uneinheitlich einschätzen.

3. Krankheitsspezifisches Verhalten der Ehepartner

Fragestellung: Hängt das krankheitsspezifische Verhaltensmuster der Ehepartner von schizophrenen und depressiven Patienten vom diagnostisch definierten Erkrankungstyp der Patienten ab?

Hypothese: Es wird erwartet, dass Ehepartner Depressiver im allgemeinen enger auf den Patienten bezogen sind als Ehepartner Schizophrener.

Die Begründung dieser Behauptung ist schon in knapper Weise in der Zusammenfassung der Literaturübersicht gegeben worden. Im Gegensatz zu den ersten zwei Fragestellungen wird diese globale Annahme nicht mittels eines standardisierten Fragebogens, sondern mit Hilfe eines semi-strukturierten Interviews bearbeitet. Das Interview beleuchtet verschiedene Seiten der aufgeworfenen Frage, überprüft aber die Behauptung nicht in operationalisierter Weise. Die Verwendung einer strukturierten Form des klinischen Interviews hat zum Ziel, im Umfeld der Untersuchungsthematik weitere Informationen über die Ehepartner zu erhalten, ohne einen qualitativ gleichwertigen Anspruch wie die erstgenannten Verfahren zu erheben.

4.3 Zur Charakterisierung des depressiven und schizophrenen Untersuchungskollektivs

Die psychosoziale Charakterisierung der beiden Untersuchungsgruppen gliedert sich in zwei Abschnitte. In einem ersten statistisch-analytischen Teil wird die Vergleichbarkeit der beiden Untersuchungskollektive hinsichtlich ihres sozio-demographischen Aufbaus überprüft. Dieser erste Abschnitt ist sehr komprimiert gefasst und enthält nur Verfahrenshinweise und statistische Vergleichsergebnisse. Im zweiten Teil werden dann die Befunde ausführlich dargestellt und im einzelnen kommentiert.

4.3.1 Statistische Analyse

Die wichtigsten psychosozialen Variablen, welche die beiden Untersuchungsgruppen kennzeichnen, sind in Tab. A 3 zusammengefasst und nach ihrer Bestimmungsweise definiert worden. Neben den soziodemographischen Daten der Schichtzugehörigkeit, der Ehedauer und der Altersverteilung wurden zusätzlich Parameter für den Krankheitsverlauf der Patienten und für die Art der „prämorbiden" Ehebeziehung erfasst.

Diese genannten Variablen sind nicht alle voneinander unabhängig (Tab. A 4). Ehedauer und Alter der Partner sowie Hospitalisationshäufigkeit und Krankheitsverlauf der Patienten sind signifikant miteinander korreliert. Je älter ein Gatte ist und desto länger die Ehe gedauert hat, umso grösser ist auch seine Chance, dass er mehrere Hospitalisationen oder einen ungünstigen Krankheitsverlauf der Patienten miterlebt hat.

Beim statistischen Vergleich der einzelnen Variablen (Chi-Quadrat Test) finden sich keine signifikanten Unterschiede zwischen schizophrenem und depressivem Untersuchungskollektiv (in Hinsicht auf Geschlecht, Alter, Ehedauer, Ehebeziehung und soziale Schicht von Patient und Ehepartner sowie bezüglich der Hospitalisationshäufigkeit, Hospitalisationsdauer und Krankheitsverlauf der Patienten). Tendenzmässig werden schizophrene Patienten häufiger als depressive hospitalisiert, während umgekehrt depressive Patienten tendenziell älter und länger verheiratet sind als schizophrene.

Bei geschlechtsspezifischer Analyse — wenn die weiblichen und männlichen Patienten je für sich berechnet werden — sind die beiden Untersuchungsgruppen ebenfalls miteinander vergleichbar. Die einzige Ausnahme betrifft die Hospitalisationshäufigkeit der Frauen. Schizophrene Patientinnen sind signifikant häufiger ($p < 0,05$) als depressive hospitalisiert worden.

4.3.2 Ergebnisse und Diskussion

Die durchgeführte statistische Analyse zeigt auf, dass die beiden Untersuchungsgruppen bezüglich der wichtigsten soziodemographischen Daten parallelisiert sind. Dies ist für unsere Fragestellung von besonderer Bedeutung, weil die aufgeführten Faktoren die noch zu untersuchende Persönlichkeit und das Verhaltensmuster der Ehepartner sowie die Partnerstruktur beeinflussen.

Darüber hinaus können die untersuchten Variablen einen Hinweis geben, unter welchen sozialen Bedingungen sowie unter welchen krankheitsbedingten Umständen die depressiven und schizophrenen Patienten mit ihren Ehepartnern leben. Sie sollen hier ausführlicher dokumentiert und diskutiert werden.

Zur Schichtzugehörigkeit (Abb. 1): Die Schichtzugehörigkeit wurde nach den Einteilungskriterien von Kleining und Moore (1968) bestimmt. In beiden Kollektiven überwiegen die Vertreter der oberen Unterschicht (IV) und der unteren Mittelschicht (III), wozu Berufe im Angestelltenverhältnis wie Kellner, Briefträger, Werkstattmeister und

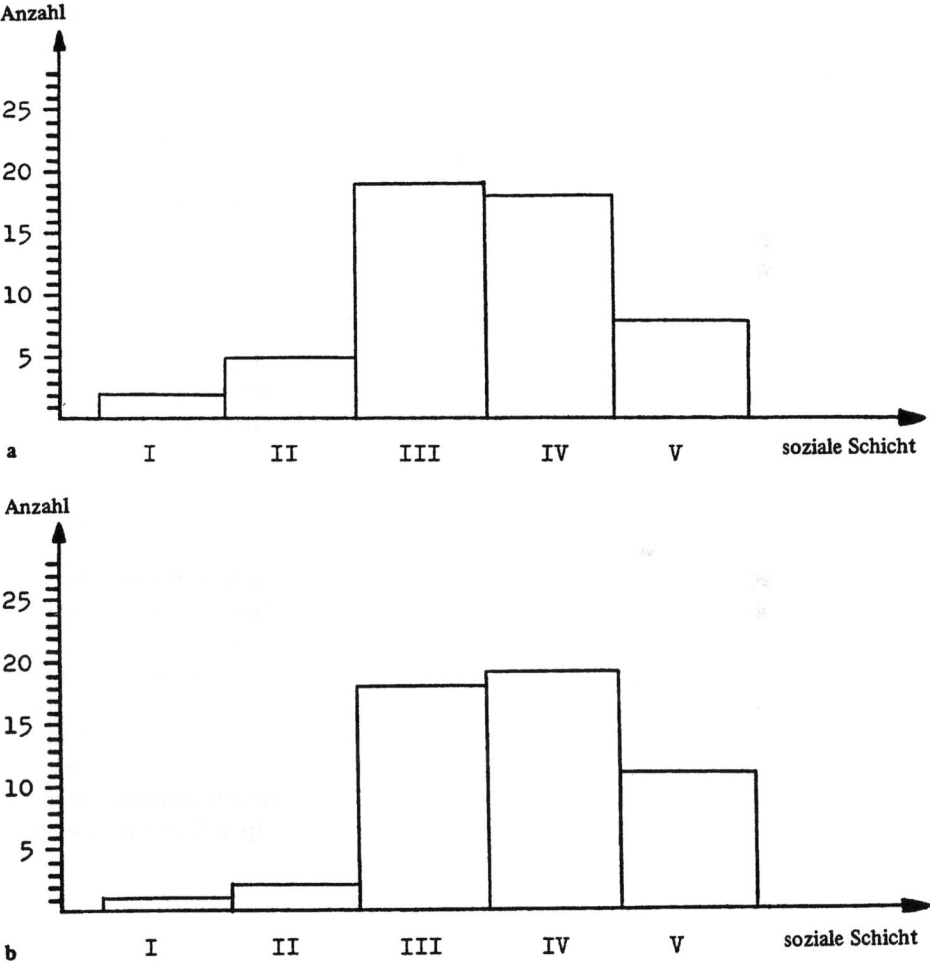

Abb. 1 a, b. Verteilung des *sozioökonomischen Status* im schizophrenen und depressiven Untersuchungskollektiv. a Schizophrenien und Mischpsychosen. b Depressionen

Büroangestellte gehören. Die untersten Schichten (V), z.B. Lagerarbeiter, Tankstellenwärter, sind in geringerem Masse, aber noch stärker als die mittlere Mittelschicht (II), z.B. Abteilungsleiter und Fachlehrer, und deutlich stärker als die oberen Schichten (I), z.B. Direktoren und leitende Angestellte, vertreten. Das Überwiegen der unteren gegenüber der höheren Sozialschicht steht in Übereinstimmung mit den meisten Untersuchungen, welche psychiatrisch hospitalisierte Patienten erfasst haben (Literaturübersicht bei Gisin et al. 1978). Während im allgemeinen schizophrene Patienten eher zu den unteren Schichten gehörig beschrieben werden (was aber nach Mechanic (1978) weitgehend auf selektionierende Auswahlverfahren zurückzuführen ist), fällt in der eigenen Untersuchung auf, dass verheiratete Schizophrene gegenüber den verheirateten depressiven Patienten keinen niedrigeren Sozialstatus aufweisen. Dies deutet darauf hin, dass verheiratete Patienten bezüglich ihrer Stabilität und Bindungsfähigkeit unter hospitalisierten Kranken ein selektioniertes Patientengut darstellen. Ein soziales Abgleiten (social drift) der verheirateten schizophrenen Kranken wird natürlich auch durch die häufige Berufstätigkeit der Ehepartner verhindert.

Zur *Geschlechtsverteilung* (Tab. 1): Sowohl im schizophrenen wie im depressiven Untersuchungskollektiv sind deutlich mehr Frauen als Männer vertreten. Die zusätzlich durchgeführte Analyse der Aufnahmestatistik 1980 der Zürcher Universitätsklinik (Tab. A 1) weist nach, dass die verheirateten Frauen nicht im gesamten Krankengut überwiegen, sondern hauptsächlich unter den schizophrenen und affektpsychotischen Erkrankungen. Das Überwiegen des weiblichen Geschlechts unter den verheirateten depressiven und schizophrenen Patienten ist auf mehrere Gründe zurückzuführen.

Frauen werden häufiger rehospitalisiert als Männer und sind deshalb unter den wiederaufgenommenen Spitalpatienten übervertreten (s. auch Tab. A 1). Bei den schizophrenen Patienten trägt ferner die grössere Heiratsquote der schizophrenen Frauen gegenüber den schizophrenen Männern zum Überwiegen des weiblichen Geschlechts bei (Stevens 1969, Bleuler 1972, Scharfetter 1978).

Bei den depressiven Patienten haben die meisten epidemiologischen Studien nach dem Zweiten Weltkrieg ein bis zu dreifaches Überwiegen der Frauen festgestellt (Übersicht bei Weissmann und Klerman 1977). Als Ursache werden biologisch bedingte Empfänglichkeit oder psychosoziale Faktoren (wie z.B. soziale Diskriminierung) diskutiert. Uchtenhagen (1975) wies in einem Literaturüberblick darauf hin, dass Frauen vor allem in der zweiten Lebenshälfte häufig psychiatrisch behandelt würden.

Zur *Altersverteilung und Ehedauer* (Tab. A 5, Abb. 2, 3, 4): In beiden Untersuchungskollektiven fällt auf, dass männliche und weibliche Probanden unter 30 Jahren selten sind. Sonst ist die Altersverteilung der Patienten und ihrer Ehepartner in beiden Gruppen relativ ausgeglichen. Verheiratete depressive Patienten sind in der höheren Altersklasse erwartungsgemäss leicht übervertreten. Parallel zum ähnlichen Altersaufbau der beiden Kollektive stimmt auch die Ehedauer der schizophrenen und depressiven Patienten weitgehend überein. Die meisten Ehepaare sind länger als 10 Jahre verheiratet.

Zum Krankheitsverlauf der Patienten (Tab. A 6, Abb. 5 und 6): Schizophrene Patienten erkranken in der Regel früher als endogen depressive Patienten. So sind in unserer Stichprobe schizophrene Patienten (hauptsächlich schizophrene Frauen) signifikant häufiger bereits vor Eheschluss erkrankt als die depressiven Patienten (Chi-Quadrat Test, $p < 0,05$).

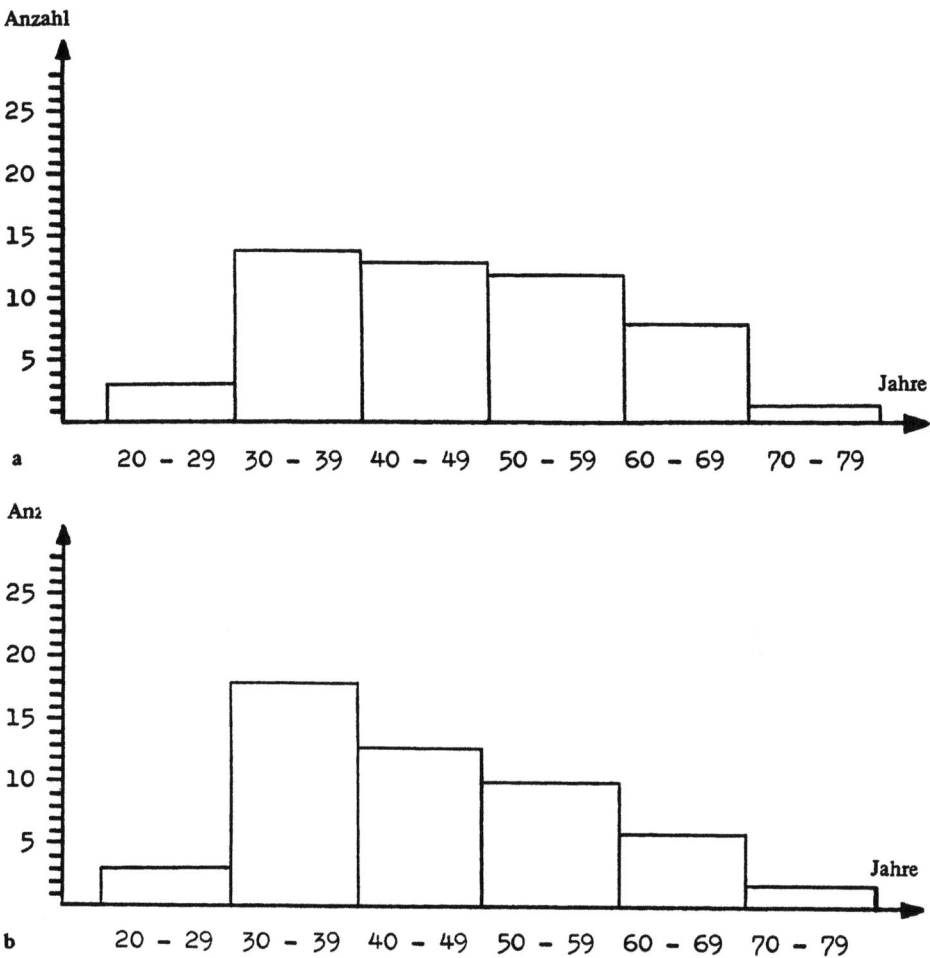

Abb. 2 a, b. Gegenüberstellung der *Altersverteilung* der Ehepartner im schizophrenen und depressiven Untersuchungskollektiv. a Ehepartner von Schizophrenen und Mischpsychotikern. b Ehepartner von Depressiven

34,6 % der schizophrenen im Vergleich zu 8 % der depressiven Patienten haben geheiratet, nachdem sie bereits psychiatrisch hospitalisiert worden waren. Die meisten Ehepartner wussten vor Eheschluss um die Krankheit der Patienten — mit Ausnahme von zwei Ehepartnern, die sich im Interview über diese Unaufrichtigkeit der Patienten bitter beklagten. Die vorehelich aufgetretenen psychiatrischen Erkrankungen haben in beiden Untersuchungskollektiven einen signifikant schlechteren Krankheitsverlauf als die erst in der Ehe aufgetretenen Leiden (Chi-Quadrat Test, $p < 0,05$).

Dieser Befund kann damit erklärt werden, dass die Krankheitsentwicklung von vorehelich Erkrankten im Zeitpunkt der Untersuchung bereits länger angehalten und deshalb schwerere Stadien erreicht hat. Auch das frühe Ersterkrankungsalter dieser Patienten könnte mit der ungünstigen Prognose zusammenhängen.

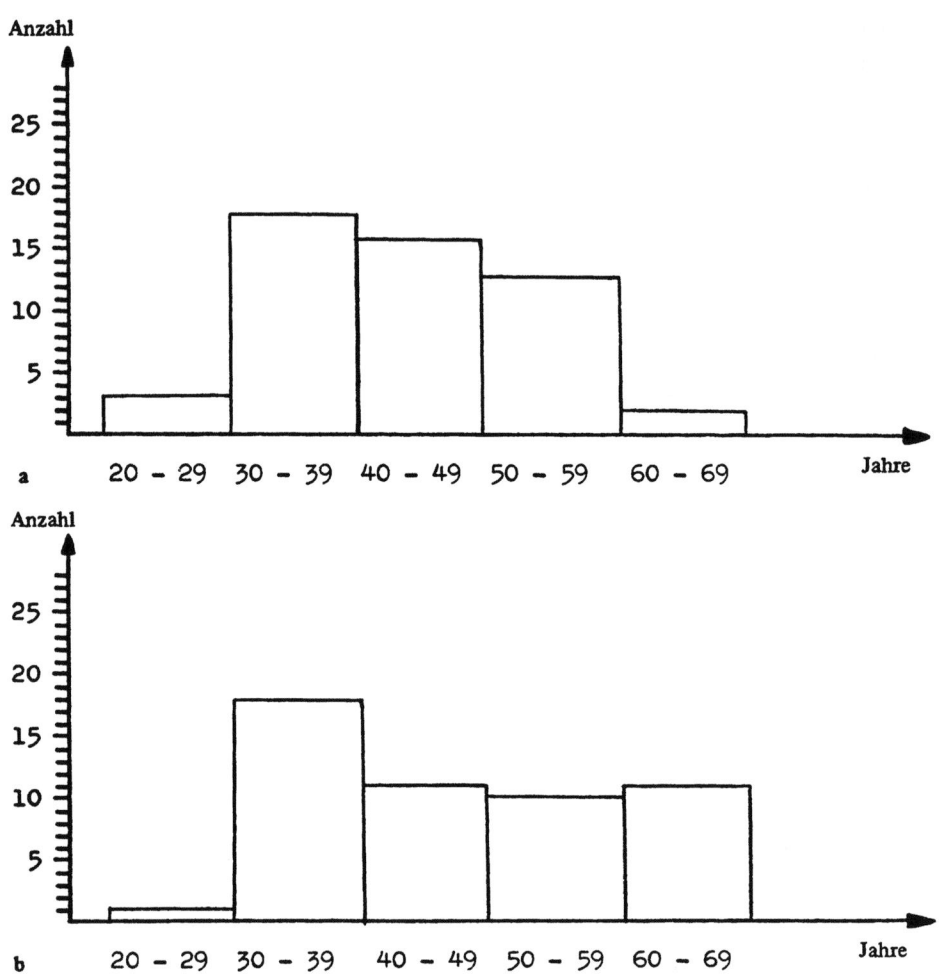

Abb. 3 a, b. Gegenüberstellung der *Altersverteilung* der Patienten im schizophrenen und depressiven Untersuchungskollektiv. a Schizophrene und schizo-affektive Patienten. b Depressive Patienten

Wenn der Zeitpunkt der ersten psychiatrischen Hospitalisation im Verlaufe der Ehe lokalisiert wird (Tab. A 6), so zeigt sich ebenfalls, dass schizophrene Patienten eher früher – zu Beginn der Ehe – und monopolar depressive Patienten eher später – im Verlauf der Ehe – erstmals hospitalisiert wurden. Die Unterschiede sind jedoch nur tendenzmässig vorhanden und auf das frühere Ersterkrankungsalter der Schizophrenen zurückzuführen. In beiden Untersuchungskollektiven überwiegen die Patienten, die entweder zum erstenmal oder erst wenige Male hospitalisiert worden sind (Abb. 5).

Die untersuchten schizophrenen Patienten nahmen zwar insgesamt einen etwas schwereren Krankheitsverlauf als die depressiven, doch weist ein Vergleich der beiden Untersuchungskollektive darauf hin, dass chronische und schwer invalidisierende Krank-

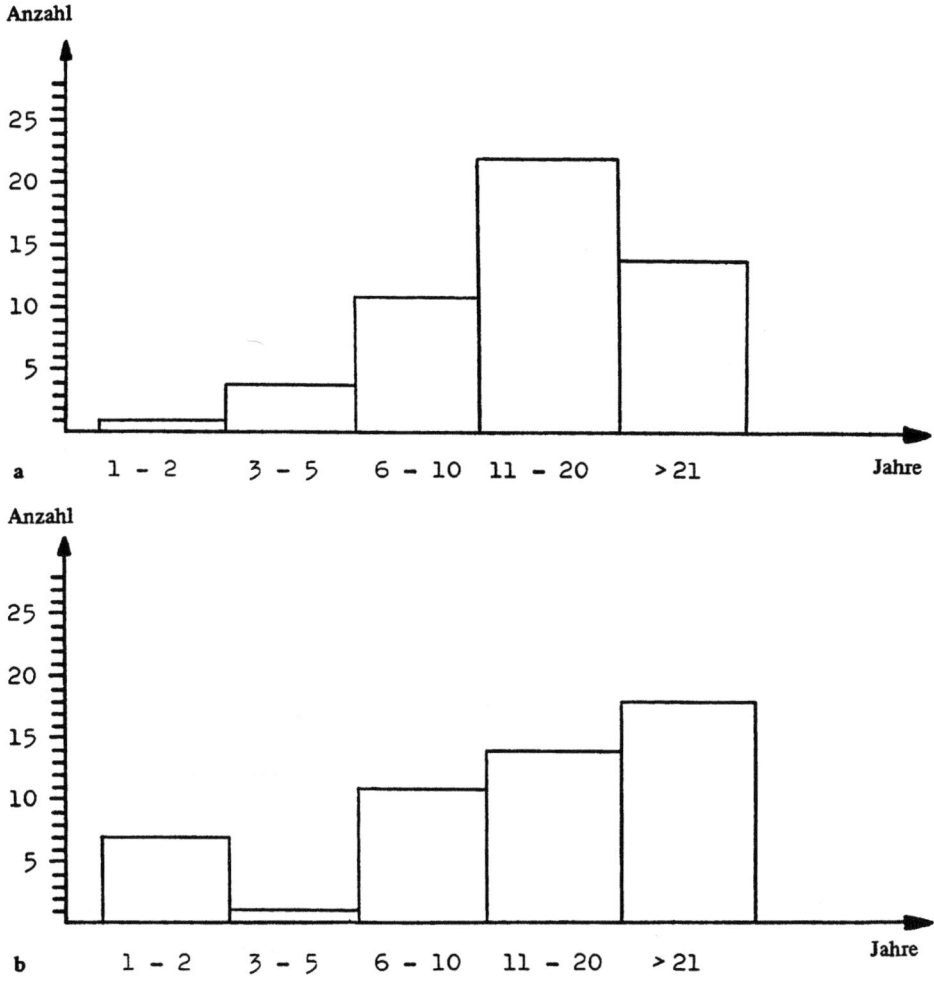

Abb. 4 a, b. Vergleich der *Ehedauer* im schizophrenen und depressiven Untersuchungskollektiv. a Schizophrenien und Mischpsychosen. b Depressionen

heitsverläufe bei beiden Gruppen eine Minderheit ausmachen. Der gefundene Behinderungsgrad für Patienten mit einer monopolar-depressiven Affektpsychose und einer schizo-affektiven Psychose ist mit den Befunden von Angst (1978, 1980) und derjenigen für schizophrene Patienten mit den Erhebungen von Bleuler (1972) in Übereinstimmung zu bringen. Dabei ist zu berücksichtigen, dass die Prognose verheirateter schizophrener Patienten eher günstiger ist als die Prognose von ledigen Patienten (Manino und Shore 1974, Gittelman und Klein 1968, Hönig und Hamilton 1956). Dies dürfte mit der prämorbiden Persönlichkeit der Patienten, die sich verheiraten, zusammenhängen.

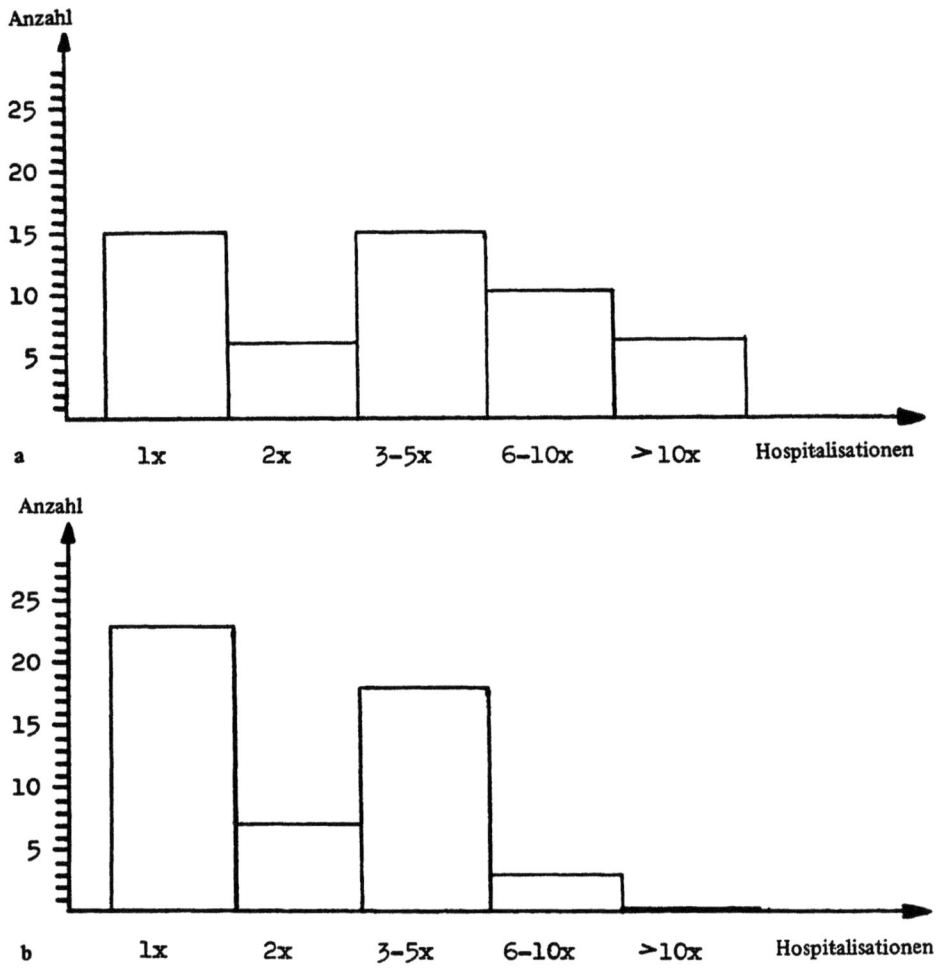

Abb. 5 a, b. Verteilung der *Hospitalisationshäufigkeit* (nach Eheschluss) im schizophrenen und depressiven Untersuchungskollektiv. a Schizophrenien und Mischpsychosen. b Depressionen

Zur Ehebeziehung: Die Einschätzung einer Ehebeziehung ist als subjektive und allgemein gehaltene Wertung einem quantitativen Vergleich nur schwer zugänglich zu machen. Deshalb wurde die Art der Ehebeziehungen auf zwei alternative Weisen bestimmt, nämlich durch eine retrospektive Befragung der Ehepartner im semi-strukturierten Interview (Interrater-Reliabilität 0.73) und unabhängig davon durch eine Kategorisierung der Krankengeschichteneinträge der behandelnden Ärzte. Dabei wurden die letzten Jahre vor der jetzigen Hospitalisation der Patienten bewertet, um Erinnerungstäuschungen klein zu halten. „Prämorbid" bezieht sich infolgedessen auf den Zeitpunkt vor der letzten Exazerbation der Krankheit, jedoch nicht in jedem Fall auf die Zeit vor Krankheitsbeginn. Beide Verfahren führten zu recht übereinstimmenden Ergebnissen, auch wenn

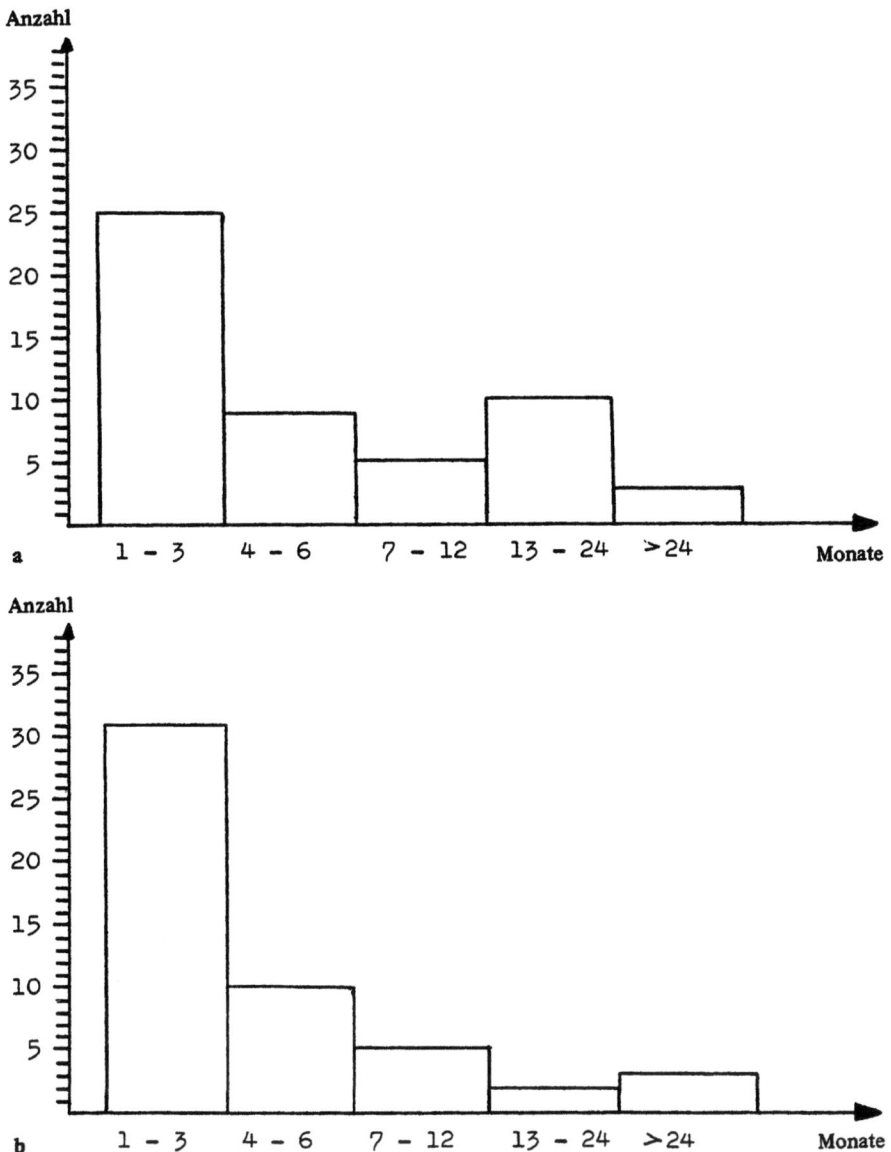

Abb. 6 a, b. Verteilung der *Hospitalisationsdauer* (nach Eheschluss) im schizophrenen und depressiven Untersuchungskollektiv. a Schizophrenien und Mischpsychosen. b Depressionen

es sich bei derartigen Einschätzungen im Gegensatz zu den soziodemographischen Fakten um sehr „weiche" Daten handelt. Es darf aber angenommen werden, dass ausgesprochen schlechte eheliche Beziehungen nur in einer Minderzahl der Ehen von schizophrenen und endogen-depressiven Patienten vorkommen (bei einem Sechstel der Fälle). Unter den „anderen Depressionen", welche hauptsächlich reaktive und neurotische Depressionen enthalten und bei denen eine Umweltbelastung anzunehmen ist, sind sie deutlich gehäuft (bei einem Drittel der Fälle). Die Art der Ehebeziehung erwies sich nicht in signifikanter Weise vom Krankheitsverlauf abhängig (Tab. A 4). „Gute" Ehen kommen bei günstigen Krankheitsverläufen etwas häufiger vor, doch wurde auch ein Teil der Ehen von chronischen oder rezidivierend erkrankten Patienten positiv beurteilt.

Dies weist darauf hin, dass eine schwere psychische Krankheit nicht immer mit einer „schlechten Lebensqualität" für alle Beteiligten einhergeht (vgl. Ernst 1975, Dupont et al. 1971).

Zur psychiatrischen Morbidität der Ehepartner: 18 der untersuchten 103 Ehepartner der depressiven und schizophrenen Patienten suchten mindestens einmal in ihrem Leben für sich selber eine psychiatrische Behandlung auf. Hierbei sind Ehetherapien nicht einbezogen.

Davon standen 10 einmal in stationärer psychiatrischer Behandlung. Ein exakter Vergleich mit der schweizerischen Durchschnittsbevölkerung ist nicht möglich, da Vergleichszahlen nicht zur Verfügung stehen. Nach anglo-sächsischen Untersuchungen ist zu schliessen, dass ca. 10 % der Bevölkerung einmal in ihrem Leben psychiatrisch hospitalisiert wird (vgl. Ernst 1975). Da das Durchschnittsalter der untersuchten Ehepartner erst 44,6 Jahre beträgt, ist anzunehmen, dass die Hospitalisationsrate der Ehepartner von depressiven und schizophrenen Patienten am Lebensende eher leicht grösser ist als diejenige der Durchschnittsbevölkerung. Was die Erkrankungshäufigkeit an endogenen Psychosen betrifft – zwei Probanden litten an einer Schizophrenie, keiner an einer Affektpsychose – so liegt diese im Bereich der entsprechenden Morbidität der Allgemeinbevölkerung (ca. 1,5 %).

Die erhobenen Befunde bekräftigen die in der Literaturübersicht gemachte Aussage, dass Ehepartner von schizophrenen und depressiven Patienten bezüglich ihrer psychiatrischen Erkrankungswahrscheinlichkeit nicht wesentlich von der Durchschnittsbevölkerung abweichen, aber eher etwas häufiger psychiatrisch krank sind. Dies belegen auch die unmittelbaren Eindrücke des Untersuchers aus den Unterredungen mit den Ehepartnern. Es kann angenommen werden, dass die Dunkelziffer an unentdeckten, behandlungsbedürftigen psychiatrischen Krankheiten gering ist, da die Ehepartner in der eigenen Untersuchung – im Gegensatz zu den früher zitierten Arbeiten – persönlich befragt und ihre Auskünfte durch fremdanamnestische Angaben (Krankengeschichteneinträge ergänzt wurden.

Die beiden einzigen Ehepartner, die an einer Psychose litten, lernten ihren kranken Gatten anlässlich einer psychiatrischen Hospitalisation kennen. Auch die psychiatrischen Erkrankungen der übrigen Ehepartner standen mehrheitlich nicht im zeitlichen Zusammenhang mit dem Leiden der Patienten. 10 Ehepartner erkrankten vor den Patienten, 8 nach ihnen.

Ehen, in denen beide Gatten ein psychiatrisches Leiden haben, sind mit besonders schwerwiegenden Problemen belastet. Sie sind in signifikanter Weise ($p < 0,05$) sowohl unter den als „schlecht" eingeschätzten Ehen übervertreten wie mit einem ungünstigen Krankheitsverlauf der Patienten korreliert.

4.3.3 Kapitelzusammenfassung

103 Patienten mit einem depressiven oder schizophrenen Syndrom sind bei Aufnahme in die Psychiatrische Universitätsklinik Zürich in repräsentativer Weise zusammen mit ihren Ehepartnern in die Untersuchung aufgenommen worden. Eine vergleichende Gegenüberstellung des schizophrenen mit dem depressiven Untersuchungskollektiv zeigt auf, dass die Ehepaare mit einem schizophrenen und die Ehepaare mit einem depressiven Patienten in vergleichbaren sozio-demographischen Verhältnissen leben. Demgemäss lassen sich die beiden Untersuchungskollektive nach psychosozialen Kriterien miteinander vergleichen.

Sowohl im schizophrenen wie im depressiven Untersuchungskollektiv überwiegen Personen aus den unteren und mittleren Sozialschichten. In beiden Gruppen sind nahezu zwei Drittel der Patienten weiblichen Geschlechts.

Die Mehrzahl der untersuchten Patienten und Ehepartner ist über 40 Jahre alt (Altersdurchschnitt der Patienten 44,6 Jahre, Altersdurchschnitt der Ehepartner 45,9 Jahre) und länger als 10 Jahre verheiratet (durchschnittliche Ehedauer 16,3 Jahre). Verheiratete schizophrene Patienten sind in der vorliegenden Untersuchung nur tendenzmässig jünger als verheiratete depressive Patienten, da jugendliche Schizophrene in der Regel nicht verheiratet sind.

Die untersuchten schizophrenen Patienten (insbesondere die schizophrenen Frauen) sind signifikant häufiger (34,6 %) als die depressiven Patienten (8 %) vor Eheschluss psychiatrisch erkrankt. Die vorehelich aufgetretenen Erkrankungen weisen im Vergleich zu den später (im Verlauf der Ehe) ausgebrochenen Krankheiten eine deutlich grössere Invalidisierung auf, so dass die Ehepartner, die einen vorehelich erkrankten Patienten geheiratet haben, im Zeitpunkt der Untersuchung eine grössere Krankheitsbelastung zu tragen haben.

Der Behinderungsgrad der verheirateten Patienten der untersuchten Kollektive ist jedoch im Durchschnitt weniger ausgeprägt als aus einem Vergleich mit Untersuchungen an nicht-verheirateten Krankengruppen erwartet werden müsste.

Die günstigere Prognose der verheirateten Patienten und die andersartige sozio-demographische Zusammensetzung der verheirateten Untersuchungskollektive im Vergleich zu nicht-verheirateten Populationen weisen darauf hin, dass bei verheirateten Patienten spezielle Gesichtspunkte berücksichtigt werden müssen. Dies betrifft sowohl die prämorbide Persönlichkeit der Patienten als auch die äusseren Einflüsse auf den Krankheitsverlauf.

Patienten mit einem invalidisierenden Krankheitsverlauf sind signifikant häufiger als Patienten mit geringerer Handicapierung mit einem Ehepartner verheiratet, der ebenfalls an einer psychiatrischen Krankheit leidet. Darüber hinaus finden sich keine Hinweise für ein überzufällig häufiges Zusammentreffen von diagnostisch gleichartig erkrankten Patienten.

4.4 Zur Persönlichkeit der Ehepartner depressiver und schizophrener Patienten

Die Überprüfung der eingangs aufgeführten Hypothese zur Persönlichkeit der Ehepartner beinhaltet zwei Fragestellungen:
1. Unterscheiden sich die Persönlichkeitsprofile der Ehepartner von schizophrenen und depressiven Patienten von einem statistisch erfassten Bevölkerungsdurchschnitt?
2. Lassen sich im kontrollierten Vergleich von Ehepartnern depressiver und schizophrener Patienten unterschiedliche Persönlichkeitsstrukturen finden?

Um die erste Frage zu beantworten, wird das Giessen-Selbstbild der Ehepartner der beiden Untersuchungskollektive mit der deutschen repräsentativen Ehepaarerhebung von Beckman und Maack (1978) verglichen. Nach der Untersuchung von Baumann und Dittrich (1976) ist zwischen einer deutschen und einer schweizerischen Stichprobe kein signifikanter Unterschied im Persönlichkeitsbild der Probanden zu erwarten. Hingegen sind die Stichproben nicht parallelisiert hinsichtlich Alter und sozialer Schicht, so dass der Einfluss dieser Variablen bei der Interpretation der Befunde mitberücksichtigt werden muss. Die zweite Frage, die auf Unterschiede zwischen den Ehepartnern depressiver und schizophrener Patienten abzielt, wird durch die Gegenüberstellung der parallelisierten Untersuchungskollektive bearbeitet. Zuerst werden die einzelnen Untersuchungsgruppen auf Skalenebene (bezüglich ihrer Lokationsparameter) miteinander verglichen.

4.4.1 Statistische Analyse

a) *Die Untersuchungskollektive im Vergleich zur Normalbevölkerung:* In Tabellen A 7 und A 8 sind die Skalenmittelwerte der Ehepartner der beiden Untersuchungskollektive und der repräsentativen Ehepaarerhebung von Beckmann und Maack wiedergegeben. Aus diesen Angaben können die Durchschnittsprofile der einzelnen Gruppierungen abgeleitet werden.

Die abgebildeten Profile (Abb. 7, 8), die eine Auswahl darstellen, illustrieren die Ergebnisse der statistischen Analyse. Wenn das Profil der Ehepartner mit demjenigen der repräsentativen Ehepaarerhebung verglichen wird, fällt eine weitgehende Übereinstimmung der Profilform auf. Bei den Frauen ist diese Übereinstimmung herausragend; bei den Männern sind die Profilformen ähnlich, weichen aber in Skala zwei, fünf und sechs in der Verlaufstendenz voneinander ab. Für die Ehepartner der schizophrenen Patienten ergeben sich analoge Verhältnisse.

Bei statistischer Analyse (Z-Test) unterscheiden sich die Ehefrauen der depressiven und der schizophrenen Patienten auf Skalenebene nicht signifikant von den weiblichen Ehepartnern der Repräsentativerhebung. Bei den Männern der depressiven Patientinnen finden sich in zwei Skalen, bei den Männern der schizophrenen Patienten in einer Skala signifikante Unterschiede zur Repräsentativerhebung.

Die Ehemänner des depressiven Untersuchungskollektivs schildern sich „gefügiger" ($p < 0,05$) und „sozial impotenter" ($p < 0,05$), die männlichen Ehepartner des schizophrenen Untersuchungskollektivs „verschlossener" ($p < 0,05$) als die Ehemänner der Repräsentativerhebung.

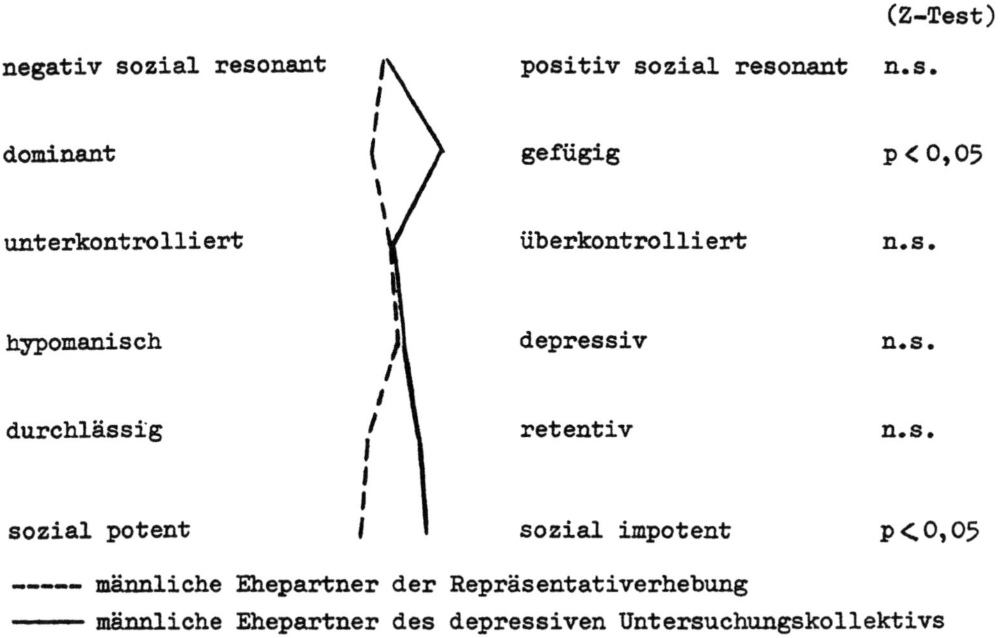

		(Z-Test)
negativ sozial resonant	positiv sozial resonant	n.s.
dominant	gefügig	p < 0,05
unterkontrolliert	überkontrolliert	n.s.
hypomanisch	depressiv	n.s.
durchlässig	retentiv	n.s.
sozial potent	sozial impotent	p < 0,05

----- männliche Ehepartner der Repräsentativerhebung
——— männliche Ehepartner des depressiven Untersuchungskollektivs

Abb. 7. Vergleich der männlichen Ehepartner des depressiven Untersuchungskollektivs mit den männlichen Ehepartner der Repräsentativerhebung bezüglich des GT-Selbstbildes

		(Z-Test)
negativ sozial resonant	positiv sozial resonant	n.s
dominant	gefügig	n.s.
unterkontrolliert	überkontrolliert	n.s.
hypomanisch	depressiv	n.s.
durchlässig	retentiv	n.s.
sozial potent	sozial impotent	n.s.

------- weibliche Ehepartner der Repräsentativerhebung
——— weibliche Ehepartner des depressiven Untersuchungskollektivs

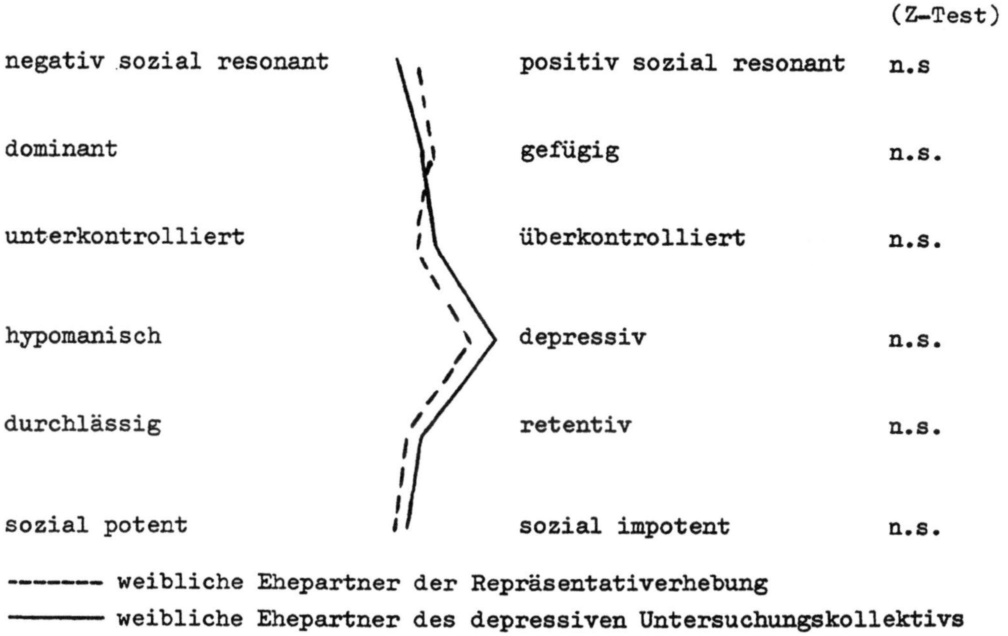

Abb. 8. Vergleich der weiblichen Ehepartner des depressiven Untersuchungskollektivs mit den weiblichen Ehepartnern der Repräsentativerhebung bezüglich des GT-Selbstbildes

In den genannten Skalen ist das geschlechtsspezifische Verhältnis zwischen Frauen und Männern bei den Ehepartnern depressiver und schizophrener Patienten gerade umgekehrt zu den Verhältnissen in der Durchschnittsbevölkerung. Während sich die Ehemänner der Repräsentativerhebung deutlich „dominanter" und geringgradig „durchlässiger" und „sozial potenter" schildern als die Ehefrauen, empfinden sich die Ehemänner der depressiven und schizophrenen Patientinnen „gefügiger", „verschlossener" und „sozial impotenter" als die Ehefrauen der depressiven und schizophrenen Patienten.

b) *Vergleich des depressiven mit dem schizophrenen Untersuchungskollektiv:* Beim Vergleich der Ehepartner des depressiven mit dem schizophrenen Untersuchungskollektiv ergeben sich in keiner Dimension des Giessen-Testes statistisch signifikante Abweichungen der beiden Gruppen voneinander (U-Test). Auch bei weiterer nosologischer Differenzierung der Untersuchungskollektive in eine monopolar-depressive und eine rein schizophrene Untergruppe fällt wiederum eine weitgehende Übereinstimmung der GT-Skalenwerte auf (Abb. 9).

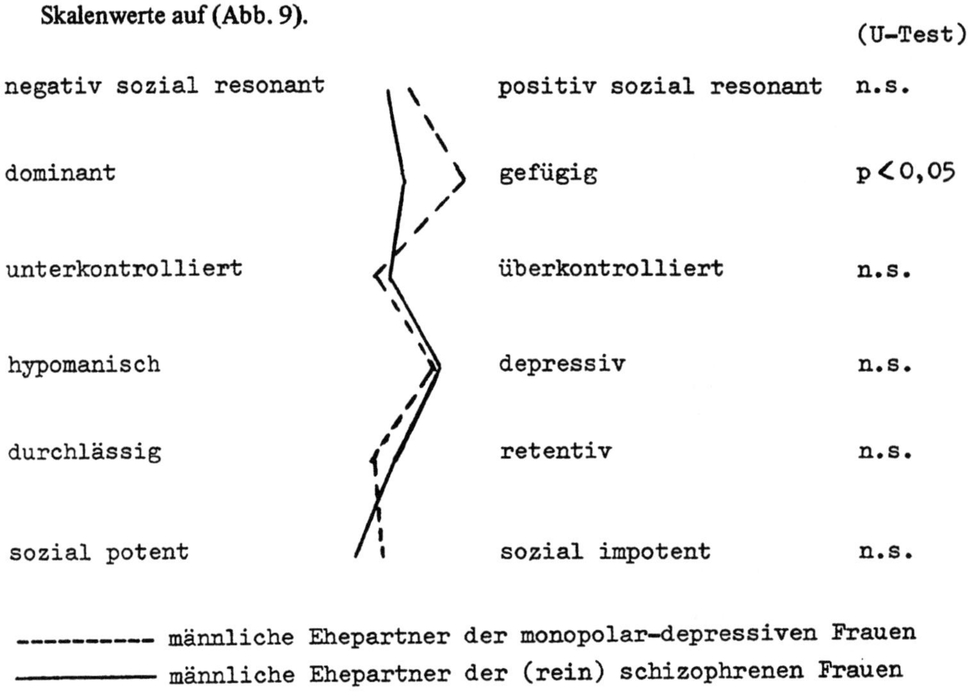

(U-Test)

negativ sozial resonant	positiv sozial resonant	n.s.
dominant	gefügig	p < 0,05
unterkontrolliert	überkontrolliert	n.s.
hypomanisch	depressiv	n.s.
durchlässig	retentiv	n.s.
sozial potent	sozial impotent	n.s.

---------- männliche Ehepartner der monopolar-depressiven Frauen
———— männliche Ehepartner der (rein) schizophrenen Frauen

Abb. 9. Vergleich der männlichen Ehepartner der monopolar-depressiven Frauen mit den männlichen Ehepartner der (rein) schizophrenen Frauen bezüglich des GT-Selbstbildes

Die einzige Abweichung, welche bei allen möglichen Gruppenvergleichen gefunden wird, betrifft Skala 2 der männlichen Ehepartner von monopolar-depressiven Patientinnen. Die Ehemänner monopolar-depressiver Frauen schildern sich als signifikant ($p < 0,05$) gefügiger als die Ehepartner schizophrener und schizoaffektiver Patientinnen und tendenzmässig gefügiger als die Ehepartner anderer Depressiver. Sie unterscheiden sich

in ihrer Gefügigkeit auch signifikant (p < 0,01) von der Durchschnittsbevölkerung.
Die in Skala 2 abweichende Einstellung der Ehemänner monopolar-depressiver Patientinnen hängt eng mit dem Krankheitsverlauf der Affektpsychosen zusammen. Die grössere Gefügigkeit der männlichen Ehepartner von Monopolar-depressiven ist mit der Hospitalisationszahl der Patientinnen korreliert (Rho = $-.55$, p < 0,05). Je häufiger die affektkranken Frauen hospitalisiert wurden, desto gefügiger schildern sich ihre Ehemänner.

c) *Zur Strukturuntersuchung des depressiven und schizophrenen Untersuchungskollektivs:* Bisher wurde untersucht, inwieweit sich die Skalenmittelwerte (resp. die zentralen Tendenzen) der einzelnen Untersuchungskollektive voneinander unterscheiden. Um der möglichen Vielfalt der Testauskünfte der Probanden besser gerecht zu werden, wurde darüber hinaus eine Strukturuntersuchung der Persönlichkeit anhand der Testantworten gemacht. Dabei stellte sich zur weiteren Überprüfung der Hypothese die Frage, ob sich unter den Ehepartnern des Gesamtkollektivs „natürliche" Gruppierungen finden lassen, die mit den diagnostisch definierten Kollektiven übereinstimmen.

Statistische Verfahren zur Strukturuntersuchung
Bei Strukturuntersuchungen an empirischem Datenmaterial stehen das Auffinden von „natürlichen" Gruppierungen auf der Basis von inter-individuellen Ählichkeiten und Beziehungen sowie deren problembezogene Interpretation im Vordergrund. Solche Untersuchungen setzen damit die Definition eines geeigneten Ähnlichkeitsmasses (inter-individuelles Vergleichsmass) voraus, das die angestrebte Typisierung aufgrund der individuellen Merkmalskombinationen ermöglicht. Bei der hier behandelten Problemstellung erscheint die Anwendung eines nicht-metrischen Ähnlichkeitsmasses als zweckmässig, da es durchaus möglich ist, dass bei drei Personen A, B und C sowohl zwischen A und B als auch zwischen B und C eine gewisse Übereinstimmung an Merkmalen vorliegt, nicht aber zwischen A und C. Nun ist zwar prinzipiell die Konstruktion von Gruppierungen auch mit Hilfe nicht-metrischer Ähnlichkeitsmasse möglich; dieses Vorgehen führt aber in der Regel zu Schwierigkeiten bei der Interpretation der Ergebnisse. Es wurde deshalb vor der eigentlichen Strukturuntersuchung zunächst das Verfahren der MULTIDIMENSIONALEN SKALIERUNG angewendet (Kruskal, 1971, 1979, modifiziert nach Stassen 1979), um eine metrische Darstellung der interindividuellen Beziehungen zu erreichen. Dieses Verfahren ermöglicht zudem eine Dimensionsreduktion bei kontrolliertem Informationsverlust.

Da keine gesicherten a priori-Kenntnisse über die interindividuellen Beziehungen auf Grund der durchgeführten Messungen vorliegen, kann mittels des Verfahrens der Clusteranalyse eine Beschreibung der Struktur der empirischen Daten durch Untergruppen gewonnen werden, welche durch starke „innere" Ähnlichkeiten gekennzeichnet sind. Die hier verwendete Clusteranalyse ist ein adaptiver Algorithmus (Meisel 1972), der von den Messpunkten jedes einzelnen Individuums als Kristallisationspunkt ausgeht und dann sukzessive den Einzugsbereich jeden dieser Punkte vergrössert. Dicht beieinanderliegende Punkte verschmelzen bei diesem Vorgehen zu Clustern, die nicht notwendigerweise disjunkt sein müssen. Als „natürliche" Gruppierungen werden dann solche Lösungen bezeichnet, bei denen kleine Änderungen in den Einzugsbereichen der Kristallisationspunkte keine Änderungen in der Gruppenzusammensetzung bewirken.

Die Clusteranalyse wurde auf Itemebene durchgeführt, um den Informationsverlust zu vermeiden, der bei Transformation auf Skalen zwangsläufig eintritt. Es zeigte sich, dass die Gruppierungen auf der Basis von Items auch auf Skalenebene voneinander klar abgrenzbar sind (Tab. A 9).

Als erstes Resultat fällt auf, dass das Gros der Stichprobe auch bei dieser feineren Verarbeitungsmethodik keine extremen interindividuellen Unterschiede aufweist (Abb. 10). Die Clusteranalyse liefert drei grössere Clusters und eine Anzahl von Einzelobjekten.

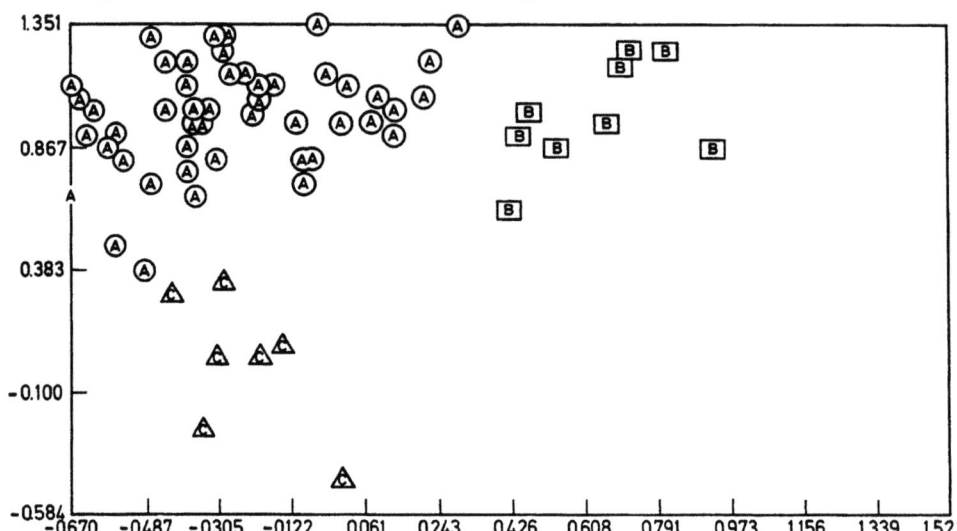

Abb. 10. Strukturuntersuchung der GT-Selbstbilder der Ehepartner mittels Clusteranalyse
○ Cluster 1 („Normalgruppe")
△ Cluster 2 („Minusgruppe")
□ Cluster 3 („Plusgruppe")

Cluster 2 und 3 als kleinere Gruppen weichen in ihrer Itemkonstellation gegenläufig tivs. Ihre Itemkonstellation entspricht am ehesten den Durchschnittswerten der Allgemeinbevölkerung. Sie kann deshalb als „Normalgruppe" bezeichnet werden. In dieser Gruppe sind die Frauen gegenüber den Männern signifikant übervertreten (Chi-Quadrat Test, p < 0,05), wenn diese Gruppen mit den übrigen Cluster-Gruppierungen verglichen werden.

Cluster 2 und 3 als kleinere Gruppen weichen in ihre Itemkonstellation gegenläufig von den Durchschnittswerten ab. In beiden Gruppen überwiegen deutlich die Männer (4 Frauen und 17 Männer). Die einen (Cluster 2) bewerten sich in ihren Testantworten auffällig negativ, die andern (Cluster 3) auffällig positiv. Aufgrund ihrer Selbsteinschätzung können sie als „Minus-" und „Plusgruppe" bezeichnet werden.

Daneben finden sich 20 isolierte Elemente, die als „Individualisten" keiner andern Itemkonstellation zugeordnet werden können und sich auch voneinander abheben.

Diese Gruppierungen zeichen sich auch in den GT-Profilen ab (Tab. A 9, Abb. 11). Die Normalgruppe (Cluster 1) hat Profile, die dem Durchschnittsprofil der Repräsentativgruppe sehr ähnlich sind. Die „Minusgruppen" (Cluster 2) hat ein Profil, das sich weitgehend mit demjenigen von unausgelesenen Neurotikern deckt. Diese mehrheitlich männlichen Ehepartner schätzen sich als sozial unerwünscht ein, als aggressionsgehemmt, unkontrolliert, depressiv, verschlossen und „sozial impotent". Die „Plusgruppe" (Cluster 3) sieht sich genau gegensätzlich, nämlich als sozial erwünscht, kontrolliert, ausgeglichen, offen und „sozial potent". Ihr Profil ist zum typisch Neurotischen genau komplementär (Abb. 11).

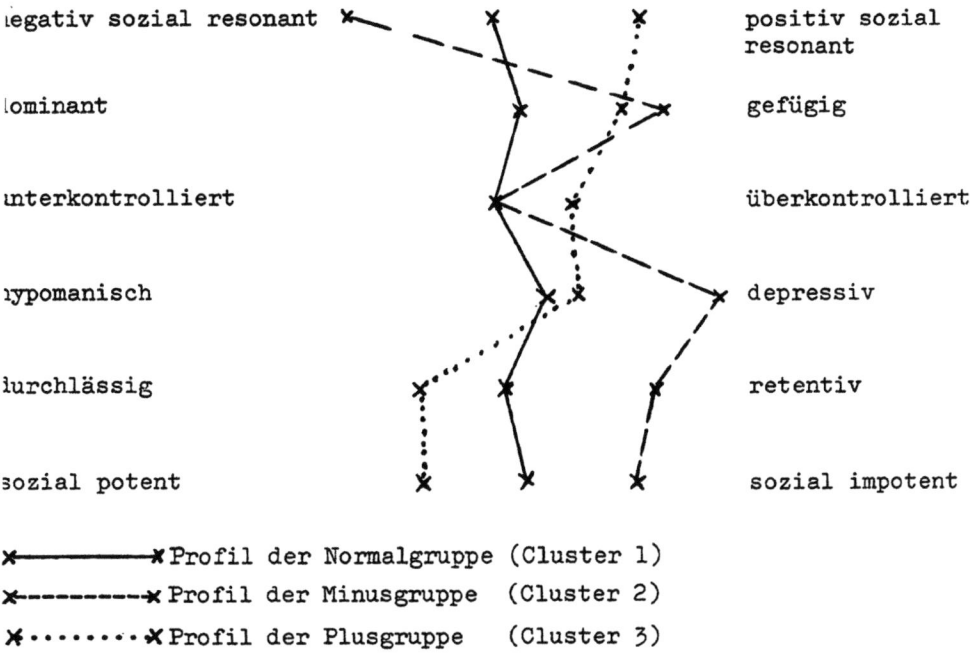

Abb. 11. Profile der durch Clusteranalyse ermittelten Gruppierungen der Ehepartner des depressiven und schizophrenen Untersuchungskollektivs

Die Gruppenbildungen auf Grund der Cluster-Analyse erweisen sich als von nosologischen Ordnungskriterien unabhängig. Ehepartner von schizophrenen und depressiven Patienten finden sich in vergleichbarer Häufigkeit bei allen Clustern wieder (Tab. A 10).

4.4.2 Fallbeispiele

Einige ausgewählte Beispiele sollen bestimmte Charakterzüge der betroffenen Ehepartner ausführlicher belegen, als sie sich im Giessen-Test profilartig abzeichnen. Vier Vertreter der in der Cluster-Analyse vorgefundenen Gruppierungen werden ideal-typisch dargestellt. Sie illustrieren die Testbefunde und geben einen knappen Hinweis auf die Vielfalt der Partnerpersönlichkeiten, die in der Untersuchung angetroffen wurden.

Beispiel aus Cluster 1

Ein „durchschnittliches" Persönlichkeitsprofil. Frau M.B. zeichnet ein recht ausgeglichenes Giessen-Profil von sich, das einzig dort von Durchschnittswerten stärker abweicht, wo sie sich als betont offen und gesellig schildert. Die 39-jährige Werklehrerin wird von ihrem künstlerischen Mann, der an einer chronischen Schizophrenie leidet, spöttisch aber nicht lieblos als „bürgerlich" und „normal" bezeichnet. Frau M.B. ist ausgesprochen praktisch orientiert und sozial stark engagiert. Sie brachte ihren Mann und ihre drei Kinder meist durch eigenen Verdienst durch. Sie macht im Gespräch den Eindruck einer tüchtigen, realistischen und bodenständigen Frau, die zwar unter der extremen Belastung infolge der Krankheit ihres Mannes leidet, aber sich auch hier nach praktisch möglichen Lösungen ausrichtet. Obwohl sie einen sehr eigenwilligen Künstler geheiratet hat, sehnt sie sich nach einer bestimmten häuslichen Ordnung. Nach ihren eigenen Worten sei aber „das Zusammensetzspiel ihrer Ehe mit einem Künstler, der total in Unrealitäten absackte" nicht aufgegangen.

Beispiel aus Cluster 2

Ein „neurotiformes" Persönlichkeitsprofil. Herr E.H., der zusammen mit seiner Frau während eines Jahres beim Referenten in einer Ehetherapie stand, sieht sich im Giessen-Test ausgesprochen sozial unerwünscht und gefügig. Der 38-jährige Monteur imponiert im Gespräch als unsicher, zurückgezogen, unterwürfig, von weichem aber eher torpidem Charakter. Er neigt dazu, den Forderungen seiner depressiven, aber auch hysteriformen Frau in extremer Weise nachzugeben, so dass er ihren zum Teil grotesken Ansinnen (wie z.B. einem architektonischen Umbau einer Mietwohnung zwecks Zweigliederung des Schlafzimmers) hilflos gegenüber steht. Er vermag sich höchstens mit Scheidungsdrohungen gegenüber seiner Frau zu wehren. Die innere Beziehung zu seiner Frau ist höchst ambivalent, obwohl er nach aussen hin gefasst und nachgiebig erscheint. Beruflich gut eingegliedert, lebt er zurückgezogen und entwickelt auch in seiner Freizeit wenig Initiative.

Beispiel aus Cluster 3

Ein „sozial besonders erwünschtes" Persönlichkeitsprofil. Herr K.W. schildert sich im Giessen-Test als ausgesprochen „sozial resonant", offen und durchsetzungsfähig. Von stattlichem Äussern, gepflegt und braun gebrannt, erscheint er in seinen Äusserungen dynamisch und temperamentvoll. Er führt selbständig ein grösseres Architekturbüro und ist dadurch beruflich pausenlos angespannt. Er neigt dazu, die Probleme direkt anzufassen und weder Angst noch Zweifel aufkommen zu lassen. Er vermeidet, von andern abhängig zu sein, wirft sich aber selber vor, infolge seiner Aktivität seine Frau zu unselbständig gemacht zu haben. Seine Gattin wurde mit einer vitalisierten Depression hospitalisiert, als Herr K.W. wegen einer Herzoperation nicht zu Hause war. Die Erkrankung seiner Frau wühlte ihn ausserordentlich auf und brachte eine höchst empfindsame Seite zum Vorschein, die sonst durch seine äusserliche Aktivität verdeckt war.

Beispiel eines nicht-gruppierten Ehepartners

Die 38-jährige Frau T.B. schildert sich im Giessen-Test als sozial unerwünscht, dominant, depressiv und verschlossen. Sie gehört zu den Randgruppen der Gesellschaft und lebt zusammen mit ihrem kranken Mann und zwei Kindern als „Sozialfall" unter ärmlichsten Verhältnissen. Sie fürchtete sich vor dem vereinbarten Interview, brach aber im Gespräch dammbruchartig mit ihren Sorgen hervor. Dabei wirkte sie einfach, unbeholfen und innerlich aufgewühlt, aber auch ehrlich, warmherzig und einfühlsam. Sie schildert sich redselig als „Verschupfte, die mit schrecklichen Minderwertigkeitsgefühlen zu kämpfen" habe. Die (schizophrenen) Wahnvorstellungen des Mannes, aber auch seine spitalbedingte Abwesenheit, die finanziellen Schwierigkeiten, die Erziehung ihrer retardierten Kinder sowie die ständigen Vorhaltungen ihrer Mutter setzten ihr stark zu, doch sehe sie keine Möglichkeit, ihre Lebenssituation zu verändern. Ständig überfordert, wehrt sich Frau T.B. gegenüber Kindern, Mann und Aussenstehenden oft unbeherrscht und laut, doch ohne durchschlagskräftig zu wirken. Sie fühlt sich häufig bedrückt, eingeengt und einsam. Sie erscheint so stark mit der Bewältigung von gegenwärtigen Aufgaben beschäftigt, dass sie zukünftige Veränderungen nur erträumen, aber nicht gedanklich planen oder praktisch vorbereiten kann.

4.4.3 Diskussion der Ergebnisse

Bei der Charakterisierung der Ehepartner von depressiven und schizophrenen Patienten mittels des GT-Selbstbildes finden sich viele Hinweise darauf, dass sich unter den Untersuchten sehr verschiedenartige und vielfältige Persönlichkeiten finden, die sich auch statistisch nicht auf einen bestimmten Charaktertypus eingrenzen lassen. Unter den vielen überprüften Parametern lassen sich nur wenige übereinstimmende Züge finden, auf die noch zurückzukommen sein wird.

Das Antwortmuster der Ehepartner ist sowohl auf Item- wie auf Skalenebene breit, aber homogen gefächert.

Ausserordentliche Beantwortungsmuster sind nicht gehäuft. Die Persönlichkeitsprofile auf Faktorenebene entsprechen mit bestimmten Einschränkungen einer Repräsentativerhebung von deutschen Ehepaaren. Die Gruppierung der Antwortmuster auf Itemebene ergibt *für die Mehrheit ein durchschnittliches Bild.*

Wenn Abweichungen vorhanden sind, so betreffen sie durchgängig nur die männlichen Ehepartner. Die Ehefrauen von schizophrenen und depressiven Patienten sind in keiner gemessenen Dimension auffällig.

Männliche Ehepartner von depressiven Frauen schildern sich „gefügiger" und „sozial impotenter" als die Durchschnittsbevölkerung. Diese Unterschiede können aber teilweise durch methodische Artefakte mitbedingt sein, da sich die tiefere soziale Schichtung und die Übervertretung der älteren Jahrgänge im depressiven Untersuchungskollektiv gegenüber der Repräsentativerhebung gerade in den differenzierenden Dimensionen des GT auswirken (Tab. A 11).

Darüber hinaus sehen sich männliche Ehepartner von monopolar-depressiven Patienten signifikant gefügiger als diejenigen von schizophrenen und schizoaffektiven Patienten. In der Cluster-Analyse sind Frauen signifikant häufiger als Männer der Normalgruppe zuzuordnen.

Diese *geschlechtsspezifischen Unterschiede* verdienen Beachtung, weil sie unabhängig von der Auswertungsmethodik sind und sich durch alle Gruppenvergleiche durchziehen. Ihre Interpretation ist nicht leicht. Zur Verdeutlichung und Klärung der geschlechtsspezifischen Befunde sind die Testauskünfte der männlichen Ehepartner depressiver Patienten, die sich von der Repräsentativerhebung abheben, im einzelnen tabellarisch zusammengefasst worden (Tab. 2).

Tabelle 2. Rangfolge der charakteristischen Items der männlichen Ehepartner depressiver Patienten

3	Ich schätze, ich lege es eher darauf an, von anderen gelenkt zu werden.
35	Ich denke, ich habe sehr schlechte schauspielerische Fähigkeiten.
39	Ich glaube, ich kann sehr schwer ausgelassen sein.
40	Ich fühle mich im Umgang mit dem anderen Geschlecht sehr befangen.
30	Ich glaube, ich kann einem Partner wenig Liebe schenken.
20	Ich glaube, im Vergleich zu meinen Altersgenossen wirke ich in meinem Benehmen eher jünger.
15	Ich habe den Eindruck, ich gebe im allgemeinen viel von mir preis.
32	Ich glaube, ich mache mir verhältnismässig oft grosse Sorgen um andere Menschen.
1	Ich habe den Eindruck, ich bin eher geduldig.
22	Ich schätze, ich gerate besonders selten in Auseinandersetzungen mit anderen Menschen.
26	Ich glaube, ich habe eher wenig Phantasie.

Es fällt auf, dass die Abweichung der männlichen Ehepartner in der Regel Einstellungen gegenüber der Aussenwelt betreffen, welche dem männlichen Stereotyp von Durchsetzungsfähigkeit und nach aussen orientierten Selbstentfaltung entgegenlaufen. Die Fragen zur innerseelischen Verfassung (wie sie in den GT-Skalen 3 und 4 zusammengefasst sind) werden unauffällig beantwortet. Der Ehemann depressiver Patienten schildert sich eher geduldig-abwartend, gefügig, auf den Partner orientiert, sich selber wenig zutrauend, aber ohne Bedrücktheit oder Selbstvorwürfe anzugeben. Selbst die sich sonst ausgesprochen positiv beurteilenden Partnerpersönlichkeiten der „Plusgruppe" (Cluster 3) schildern sich betont gefügig und aggressionsgehemmt.

Dieser Widerspruch zum männlichen Stereotyp eröffnet zwei Interpretationsmöglichkeiten. Das *reaktive Erklärungsmuster* geht davon aus, dass Männer durch die depressive Erkrankung ihrer Frau in der Aggressionsentfaltung und Aussenorientiertheit beeinträchtigt werden. Ehefrauen werden dagegen durch die Pflege eines kranken Mannes weniger in Konflikt mit dem traditionell weiblichen Rollenverständnis kommen, so dass sie in ihrer Selbstschilderung nicht von der Durchschnittsbevölkerung abweichen. Nach dem *Interaktionsmodell* ist denkbar, dass bestimmte Paarkonstellationen, die mit der beschriebenen Charakterart des Mannes einhergehen, einen ungünstigeren Einfluss auf die Frau als auf den (berufstätigen) Mann ausüben, da Frauen in unserer Gesellschaft im allgemeinen stärker auf die eheliche Beziehung zum Mann ausgerichtet sind als dies umgekehrt der Fall ist (Barry 1970). Auf solche geschlechtsspezifische Paarmechanismen, welche die Persönlichkeit des Ehemannes in den Vordergrund rücken, ist von verschiedenen Seiten hingewiesen worden (Literaturübersicht bei Hinchliffe et al. 1978). Mit einem solchen Zusammenhang ist auch die Beobachtung vereinbar, dass die Art der „prämorbiden" Ehebeziehung eng mit der Selbsteinschätzung der Ehepartner korreliert

(Tab. A 11). Die vorliegenden Befunde bieten jedoch keine genügende Grundlage, um die Auffälligkeit der männlichen Ehepartner von depressiven (oder schizophrenen) Patienten zu betonen. Der spezielle Befund darf das allgemeine Ergebnis einer breiten Fächerung des Persönlichkeitsmusters nicht zudecken.

In beiden Untersuchungskollektiven finden sich *mindestens drei voneinander abgrenzbare Persönlichkeitsmuster* (eine durchschnittliche Gruppe, eine neurotiforme und eine besonders sozial erwünschte), die in ihrer Struktur von nosologischen Kriterien unabhängig sind. *Alle Gruppierungen der Ehepartner kommen in vergleichbarer Häufigkeit bei depressiven und schizophrenen Patienten vor.* Dieses Testergebnis steht im Einklang mit den subjektiven Eindrücken aus den mehrstündigen Gesprächen mit den 103 Ehepartnern. Die Ehemänner der schizophrenen Patientinnen erschienen mir zwar manchmal in ihren Äusserungen betroffener und einfühlbarer als die Ehemänner der monopolar-depressiven Patienten, die in mehreren Fällen als unbeweglich und konventionell imponierten. Aber es gelang auch mit wachsender Erfahrung nicht, die zu erwartenden Charaktere der Ehepartner gemäss den verschiedenen Krankheitsgruppen der Patienten vorauszusagen.

Die Hypothese, dass die Ehepartner der monopolar-depressiven Patienten sich positiver einschätzen als die Ehepartner schizophrener und schizoaffektiver Patienten, lässt sich statistisch mit dem GT nicht stützen. Die einzige signifikante Abweichung findet sich bei den männlichen Ehepartnern von monopolar-depressiven Frauen, die sich – im Gegensatz zu allen anderen nosologischen Vergleichsgruppen – desto gefügiger schildern, je häufiger ihre Frau bereits eine Depression (gemessen an der Hospitalisationszahl) durchgemacht hat. Dieser konstante Befund deckt sich mit den anders gewonnenen Resultaten von Ernst und Kupper (1978) und Bär (1975). Er ist auch mit dem Ergebnis von Lutz et al. (1980) in Beziehung zu bringen, die bei Ehemännern depressiver Patienten erheblich mehr resignative Gefühle als bei Ehemännern von Alkoholikerinnen fanden. Ehemänner von Affektkranken äusserten im Gespräch mit dem Untersucher oft das Gefühl, der Depression ihrer Frau ausgeliefert zu sein und sich dadurch wie gelähmt zu fühlen. Die übermässige Gefügigkeit der männlichen Ehepartner monopolar-depressiver Patientinnen erscheint deshalb von Bedeutung, weil sie mit einem ungünstigen Krankheitsverlauf der Patientinnen korreliert sind und ein Gefühl der Resignation widerspiegeln, das die Ehepartner wohl auch dem Depressiven selbst vermitteln. Inwieweit diese „wehrlose Haltung" der Ehepartner als Reaktion auf die Krankheit oder als prämorbider Persönlichkeitszug zu interpretieren ist, ist nicht zu entscheiden.

4.4.4 Kapitelzusammenfassung

Es wurde angenommen, dass das Miterleben einer Depression andere Auswirkungen auf das Selbstbild des Ehepartners hat als das Miterleben einer Schizophrenie. Auch Überlegungen zur Gattenwahl hatten spezifische prämorbide Persönlichkeitsstrukturen der Ehepartner nahegelegt. Schliesslich war auch anzunehmen, dass bestimmte Familienkonstellationen, die mit der Krankheit des Patienten zusammenhängen, in Wechselwirkung mit dem Persönlichkeitsbild der Ehepartner stünden.

Die erwarteten Unterschiede zwischen den Ehepartnern schizophrener und depressiver Patienten konnten jedoch nur in geringem Masse objektiviert werden. Es ist im Gegenteil auffallend, dass Ehepartner von depressiven und schizophrenen Patienten sich in ihrer Selbstschilderung noch weniger voneinander abgrenzen lassen als beide Kollektive von der Durchschnittsbevölkerung.

Ehepartner von depressiven und schizophrenen Patienten haben nach dem Giessen-Test sehr vielfältige, aber von der Diagnose der Patienten unabhängige Persönlichkeitsbilder. Insbesondere die weiblichen Ehepartner unterscheiden sich in keiner Testskala von der Durchschnittsbevölkerung. Die männlichen Ehepartner weisen insgesamt ein etwas auffallenderes Selbstkonzept auf. Die männlichen Ehepartner der depressiven (und insbesondere der monopolar-depressiven) Patienten stellen sich ausgesprochen gefügig dar. Ihre Gefügigkeit korreliert mit der Phasenhäufigkeit der Patientinnen, so dass eine Wechselbeziehung zwischen der „Resignation" der Ehemänner und der „Depressivität" der Ehefrauen angenommen werden muss.

Darüber hinaus findet sich jedoch kein Zusammenhang zwischen der Diagnose der Patienten und dem Persönlichkeitsbild der Ehepartner. Die Befunde legen den Schluss nahe, dass Ehepartner von schizophrenen und depressiven Patienten ähnliche Selbstkonzepte haben, wie sie in vergleichbarem Masse in der Allgemeinbevölkerung anzutreffen sind.

4.5 Zur persönlichkeitsspezifischen Paarkonstellation

Beurteilt jeder Partner mit dem Giessen-Test sich selbst und den andern, so können die Selbst- und Fremdwahrnehmungen der beiden Partner miteinander verglichen werden. Durch den Vergleich der vier Einschätzungen pro Paar lässt sich eine bestimmte Beziehungskonstellation beschreiben.

Ein Profil setzt sich somit aus
— der Selbsteinschätzung des Patienten (GT-Selbstbild des Patienten)
— der Selbstbeurteilung des Ehepartners (GT-Selbstbild des Ehepartners)
— dem Fremdbild des Patienten vom Ehepartner (GT-Fremdbild des Patienten)
— der Fremdbeurteilung des Patienten durch den Ehepartner (GT-Fremdbild des Ehepartners)
zusammen.

Aus den verschiedenen Beurteilungen wird ersichtlich, wie sich die Ehegatten selbst sehen und wechselseitig einschätzen.

Die Analyse der Paarprofile gliedert sich nach folgenden drei Aspekten:

a) Vergleich des Selbstbildes des einen mit dem Fremdbild des andern Gatten (gleiche Objekte, verschiedene Beurteiler)

Diese Gegenüberstellung gibt ein Mass für die Übereinstimmung resp. Widersprüchlichkeit der wechselseitigen Beurteilungen der Ehegatten.

b) Vergleich der Selbst- und Fremdbeurteilungen des einen mit den Selbst- und Fremdbeurteilungen des andern Partners (verschiedene Objekte, verschiedene Beurteiler).

Diese Gegenüberstellung gibt einen Hinweis für die Symmetrie resp. Komplementarität der gegenseitigen Positionen der Ehegatten.

c) Vergleich des Selbstbildes mit dem Fremdbild des gleichen Probanden (verschiedene Objekte, gleiche Beurteiler).

Diese Gegenüberstellung gibt ein Mass für die Ähnlichkeit resp. Verschiedenheit, die die Ehegatten (intraindividuell) zwischen sich selbst und dem jeweiligen andern sehen.

Diese Teilanalysen sind voneinander nicht völlig unabhängig. Sie ermöglichen aber einen systematischen Zugang zur Paarstruktur und lassen sich zu einem vielschichtigen Bild der Paarkonstellation zusammenfügen.

Die vorgefundenen Paarstrukturen sollen mit Hilfe der folgenden *Begriffe* beschrieben werden:
Die Position eines Gatten wird einerseits durch sein Selbstbild und andererseits durch das Fremdbild des Partners bestimmt. Eine Position ist (auf einer oder mehreren Skalen) dann *eindeutig festgelegt*, wenn diese Beurteilungen übereinstimmen. Sie ist *widersprüchlich*, wenn diese Beurteilungen deutlich voneinander abweichen. Positionen sind *komplementär*, wenn die Selbstbeurteilungen der Ehegatten divergieren. Sie sind *symmetrisch*, wenn sie sich decken.
Eine *eindeutig komplementäre Beziehungsform* wird folglich dadurch gekennzeichnet, dass einerseits die Selbstbeurteilungen der Gatten deutlich voneinander verschieden sind, dass aber andererseits eine gute Übereinstimmung zwischen dem Selbstbild des einen und dem Fremdbild des andern Ehegatten besteht. Eine solche Charakterisierung ist sowohl auf Skalen- wie auf Profilebene möglich. Eindeutig festgelegte komplementäre Positionen werden vermehrt bei Paaren mit einem depressiven Patienten, widersprüchliche Positionen bei Paaren mit einem schizophrenen Patienten erwartet.

4.5.1 Statistische Analyse

Vollständige Paarprofile konnten bei 81 Paaren des Gesamtkollektivs bestimmt werden. Bei 22 Paaren waren die Testformulare nicht vollumfänglich zu erhalten. Insbesondere einige schizophrene Patientinnen waren nicht in der Lage oder nicht bereit, den GT auszufüllen. Die 81 Paare, von denen die Testformulare vollständig ausgefüllt worden sind, unterscheiden sich bezüglich sozialer Schicht, Ehedauer, Alter und Hospitalisationshäufigkeit der Patienten nicht auffällig vom Gesamtkollektiv. Schizophrene Patientinnen sind gegenüber dem Gesamtkollektiv untervertreten, doch ist dieser Unterschied statistisch nicht signifikant.

1. Mittlere Profilmuster

Zur Veranschaulichung der im folgenden einzeln angeführten Analyseschritte werden die ermittelten Paarprofile des depressiven und schizophrenen Untersuchungskollektivs vorerst graphisch abgebildet (Abb. 12 und 13). Die Abbildungen stellen die Durchschnittsprofile der Ehepaare mit einem depressiven Patienten und der Ehepaare mit einem schizophrenen Patienten dar. In den unterschiedlichen Profilverläufen dieser Gruppierungen sind die wichtigsten, später noch statistisch erhärteten Resultate leicht einsehbar:

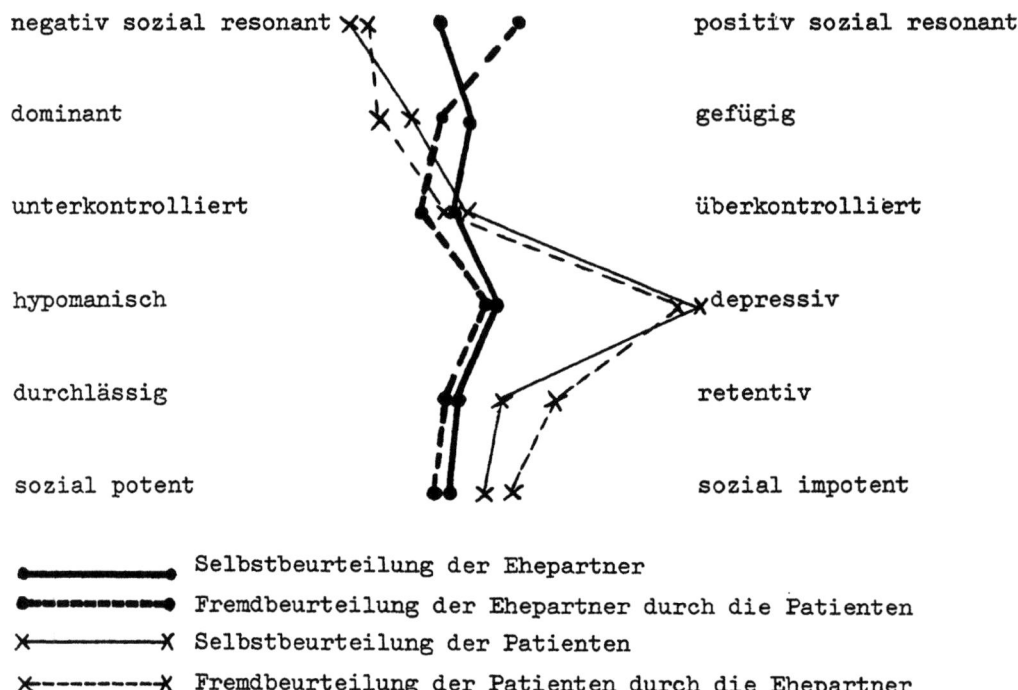

Abb. 12. Profilmuster der Ehepaare mit einem depressiven Patienten

1. Depressive Patienten und ihre Ehepartner beurteilen sich gegenseitig sehr ähnlich: Die Selbstbeurteilung der Patienten stimmt mit der Fremdbeurteilung der Ehepartner auffallend überein und vice versa (eindeutig festgelegte Positionen).
2. Depressive Patienten und ihre Ehepartner haben stark voneinander divergierende Selbstwahrnehmungen: Das Selbstbild der Patienten ist negativ, das Selbstbild der Ehepartner vergleichsweise positiv strukturiert (komplementäre Positionen).
3. Depressive Patienten sehen ihre Partner in deutlichem Gegensatz zu sich selber und umgekehrt. Dadurch werden die komplementären Positionsverhältnisse auch intraindividuell (in der Vorstellung der einzelnen Individuen) festgehalten.
4. Bei schizophrenen Patienten und ihren Ehepartnern findet sich diese Charakterisierung der Paarprofile nicht oder nicht im selben Masse. Die Positionen der schizophrenen Patienten und ihrer Ehepartner sind zum Teil widersprüchlich (insbesondere was die Bereiche Dominanz/Gefügigkeit und Hypomanie/Depressivität betrifft) und stehen weniger komplementär zueinander.

Die statistische Detail-Analyse der Paarprofile stützt sich auf die im Anhang angegebenen transformierten Mittelwerte der GT-Skalen (Tab. A 12, A 13). An den transformierten Werten ist abzulesen, ob sie im Profil rechtsseitig (Werte über 50) oder linksseitig (Werte unter 50) vom Normalwert (= 50) abweichen. Die einzelnen GT-Beurtei-

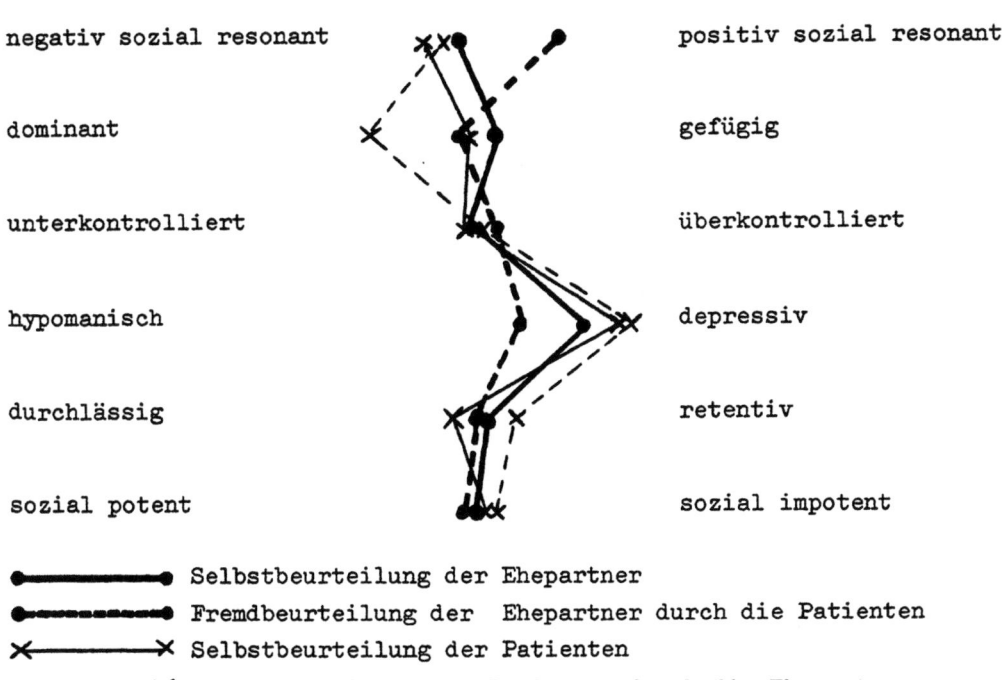

●————● Selbstbeurteilung der Ehepartner
●-------● Fremdbeurteilung der Ehepartner durch die Patienten
✕————✕ Selbstbeurteilung der Patienten
✕-------✕ Fremdbeurteilung der Patienten durch die Ehepartner

Abb. 13. Profilmuster der Ehepaare mit einem schizophrenen Patienten

lungen werden zuerst schrittweise auf Skalenebene mittels U-Test auf Unterschiede überprüft.

a) *Zur Beurteilerübereinstimmung zwischen Patienten und Ehepartner.* Depressive Patienten und ihre Ehepartner schätzen sich gegenseitig weitgehend gleich ein. So finden sich zwischen der Selbsteinschätzung der depressiven Patienten und der Beurteilung der Patienten durch ihre Ehepartner keine signifikanten Unterschiede; wie die depressiven Kranken auch umgekehrt ihre Ehepartner sehr ähnlich wie diese sich selber sehen. Schizophrene Patienten und ihre Ehepartner stimmen nicht im gleichen Ausmass wie die Paare mit einem depressiven Patienten miteinander überein. Schizophrene Patienten werden von ihren Ehepartnern in zwei Dimensionen signifikant ($p < 0,05$) anders eingeschätzt als die schizophrenen Patienten sich selber beurteilen, nämlich als dominanter und verschlossener.

b) *Zum Positionsvergleich zwischen Patient und Ehepartner.* Das Selbstbild der depressiven Patienten unterscheidet sich in zwei von sechs Dimensionen signifikant ($p < 0,05$) vom Selbstbild ihrer Ehepartner. Depressive Patienten sehen sich sozial unattraktiver und depressiver als sich ihre Ehepartner beschreiben. Die Fremdbilder der depressiven Patienten unterscheiden sich in vier der sechs Dimensionen signifikant ($p < 0,01$) von den Fremdbildern der Ehepartner. Die Ehepartner sehen die depressiven Patienten sozial unattraktiver und „impotenter", depressiver und verschlossener als die Depressiven ihre Ehepartner sehen.

Schizophrene Patienten und ihre Ehepartner unterscheiden sich bezüglich ihrer Selbstbilder nicht in signifikanter Weise. Auch bezüglich der Fremdbilder sind sie sich ähnlicher als Depressive und ihre Partner, indem sie nur in zwei Dimensionen (soziale Resonanz und Grundstimmung) in gleicher Weise wie die Paare mit einem depressiven Patienten signifikant ($p < 0,01$) differieren.

c) *Zur Ähnlichkeit der Selbst- und Fremdeinschätzung der Patienten* (resp. der Ehepartner). Wenn verglichen wird, wie die Patienten sich selber und wie sie ihren Partner sehen, so fällt auf, dass die depressiven Patienten ihre Ehepartner positiver einschätzen als sich selber (insbesondere signifikant ($p < 0,01$) „sozial resonanter" und weniger depressiv). In geringerem Masse trifft dies auch für die schizophrenen Patienten zu. Umgekehrt beurteilen die Ehepartner von Depressiven die Patienten deutlich negativer als sich selber. Sie schätzen die depressiven Patienten signifikant ($p < 0,01$) sozial unattraktiver, dominanter, depressiver und verschlossener ein, als sie sich selber sehen. Die Ehepartner schizophrener Patienten schätzen den Gatten nicht so extrem anders ein als sich selbst, sondern beurteilen ihn lediglich als signifikant dominanter ($p < 0,01$).

Zur Geschlechtsspezifität der Befunde: Wenn die Ehen Depressiver und Schizophrener nach dem Geschlecht der Patienten gesondert betrachtet werden, finden sich keine wesentlich neue Aspekte.

2. Zur Verteilung der Übereinstimmungsmasse zwischen den einzelnen GT-Beurteilungen

Auch wenn die Verteilung der Übereinstimmungsmasse (Ähnlichkeitskoeffizienten), die jeweils an einem Paar gewonnen wurde, auf Profilebene einer zusätzlichen Untersuchung unterzogen wird, ergeben sich mit den obigen Ergebnissen übereinstimmende Befunde. Auch bei dieser Analysenmethodik divergieren die Selbstbilder von Patienten und Ehepartner am stärksten bei Paaren mit einem depressiven Kranken (Mittelwert 0,50). Schizophrene Patienten und ihre Ehepartner beurteilen sich in ihren Selbstbildern ähnlicher (Mittelwert 0,57). Hingegen stimmen die depressiven Patienten und ihre Ehepartner in ihrer wechselseitigen Beurteilung noch etwas besser überein (Mittelwert 0,66) als die schizophrenen Patienten und ihre Ehepartner (Mittelwert 0,63).

3. Strukturuntersuchung

Neben dem bisher durchgeführten schrittweisen Vergleich der Fremd- und Selbstbilder der Ehegatten wurden die vier Giessen-Tests, welche ein Paar charakterisieren, als Einheit zusammengefasst und nach den gleichen Prinzipien wie früher (S. 63) einer Strukturanalyse unterzogen.

Die Einbeziehung aller Items des GT in die Cluster-Analyse führte zu keinem befriedigenden Resultat, da die vollständigen Merkmalsvektoren sich für eine Charakterisierung der Paarstruktur als zu unspezifisch herausstellten. Deshalb wurden die Items der Skala 2 (Dominanz/Gefügigkeit) und der Skala 4 (Hypomanie/Depressivität) ausgewählt. In früheren Untersuchungen mit dem GT (Beckmann und Maack, 1978, Bruns und Wöbbe, 1977) hatte sich gezeigt, dass die Rollenpositionen in Problemehen hauptsächlich durch diese zwei Skalen festgelegt werden.

Mit der angewendeten Methode liessen sich drei grössere Cluster voneinander abgrenzen. Ferner bilden sich verschiedene isolierte Elemente ab. Zur weiteren Überprüfung der Hypothese wurden die gefundenen „natürlichen" Gruppierungen (Cluster) mit den diagnostisch vorgegebenen Kollektiven verglichen. Unter den drei Gruppierungen verteilen sich die Paare mit einem depressiven und einem schizophrenen Patienten signifikant verschieden (Chi-Quadrat Test, p < 0,05). Bei der graphischen Darstellung der Clusterprojektion (Abb. 14) fällt auf, dass die Paare mit (rein) schizophrenen Patienten sich fast ausschliesslich auf einer Seite des vom Bezugssystem aufgespannten Raum befinden und sich gegen die Paare mit monopolar depressiven Patienten abgrenzen lassen.

Die grösste Gruppierung (Cluster 1) enthält 30 Paare, die in ihrer Itemstruktur bezüglich der Skala 2 und 4 weitgehend den Durchschnittswerten der Allgemeinbevölkerung entsprechen. Diese Gruppe zeigt keine auffallende diagnostische Zusammensetzung. Je 37 % der Paare mit einem depressiven und mit einem schizophrenen Patienten gehören in diese Gruppe.

Die zweite Gruppierung (Cluster 2) mit acht Paaren enthält mit einer Ausnahme nur Paare mit einem depressiven Patienten. Sie ist dadurch charakterisiert, dass die Rollen-

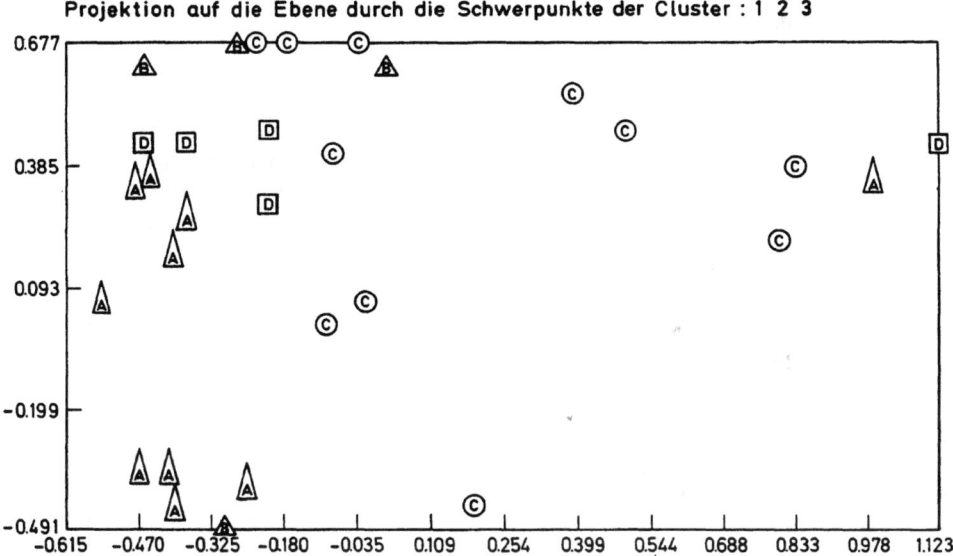

Abb. 14. Strukturuntersuchung der GT-Paarprofile mittels Clusteranalyse

△ Paare mit einem schizophrenen Patienten
▲ Paare mit einem schizo-affektiven Patienten
○ Paare mit einem monopolar-depressiven Patienten
□ Paare mit einem andern depressiven Patienten

positionen bezüglich Depressivität (Patienten) und Hypomanie (Ehepartner) zwischen den Ehegatten klar festgelegt sind. In Hinsicht auf die Pole Dominanz-Unterwerfung ergeben sich insofern Widersprüche, als der Patient sich im Selbstbild dominanter schildert als der Ehepartner, gemäss seinem Fremdbilde aber stärkere Führung vom Ehepartner erwartet, wie sich auch umgekehrt der Ehepartner vom Patienten mehr Gefügigkeit erwünscht. Man könnte diese Gruppe als „gleichgewichtig polarisiert" umschreiben, indem die Führung umstritten, die stimmungsmässige Haltung aber deutlich komplementär ist. 22 % der Paare mit einem monopolar-depressiven Patienten gehören in diese Gruppe.

Die dritte Gruppe (Cluster 3) umfasst sieben Paare, wovon fünf einen schizophrenen Patienten enthalten. Bei den Paaren dieser Gruppierung herrscht darüber Einverständnis, dass der eher leicht hypomanische Patient einen deutlich depressiv-abhängigen Ehepartner dominiert.

16 % der (rein) schizophrenen Patienten gehören in diese Gruppe.

4.5.2 Fallbeispiele

Vier Fallbeispiele, welche je einer Gruppierung der Cluster-Analyse entnommen sind, sollen die abstrakten Ergebnisse illustrieren. Sie weisen zugleich auf die immense Vielfalt der Problemstellungen hin, mit denen sich Patient und Ehepartner auseinanderzusetzen haben und die mit einem Testverfahren nur punktuell zu erfassen sind. Die ausgewählten Fälle setzen Schwerpunkte hinsichtlich der vorgefundenen Beziehungsstrukturen. Die soziodynamischen Möglichkeiten („Paargeschichte"), die zu solchen abgrenzbaren Paarmustern führen, sind so zahlreich und vielfältig, dass die aufgeführten Fälle nur für sich selbst stehen können.

Beispiel aus Cluster 1.

Eine „konventionelle" Paarkonstellation. Die 37-jährige Frau H. unternahm einen sehr schweren Suizidversuch, der durch eine tiefgehende Schuldproblematik ausgelöst wurde. Sie stand seit Monaten in einer verschwiegenen ausserehelichen Beziehung zu einem ebenfalls verheirateten Freund und fühlte sich unter lähmenden Gewissenskonflikten zwischen Mann und Freund hin und hergerissen.

Streng religiös erzogen, wurde sie vom Manne als äusserst pflichtbewusst, genau und selbstkritisch eingeschätzt. Ihr gleichaltriger Mann, der ebenso leistungsorientiert wie sie war, hatte sich aus einfachen Verhältnissen zum Verkaufsleiter eines Grossunternehmens heraufgearbeitet. Obwohl dynamisch und temperamentvoll, bezeichnete er sich selber als ungesellig, schweigsam und emotional zurückhaltend. Seine Frau hatte sich den Plänen ihre Mannes meist wortlos gefügt, obwohl sie selber ebenfalls hartnäckig und zielstrebig sein konnte.

Im GT schildert sich der Mann leicht hypomanisch, die Frau eher gefügig und depressiv, doch weichen die Selbst- und Fremdbilder der beiden Gatten nur geringgradig voneinander ab.

Die Ehe wurde von beiden als recht und in konventionellem Rahmen stehend eingeschätzt. Es waren weniger innerfamiliäre Reibungen, die ihnen zu schaffen machten, als ein gefühlsmässiges Aneinandervorbeileben, das sie aber bis zur suizidalen Krise der Patientin weder überdacht noch miteinander besprochen hatten.

Beispiele aus Cluster 2

Eine „gleichgewichtig polarisierte" Paarkonstellation. Der 40-jährige Hochbauzeichner G. leidet an einer phasisch verlaufenden monopolar-depressiven Affektpsychose, die bereits vor Eheschluss zur ersten psychiatrischen Hospitalisation geführt hat. Seine Frau schildert ihre Partnerbeziehung im Interview folgendermassen: Ihr Mann sei stets verletzlich, ängstlich und etwas jammerig gewesen, während sie viel robuster wäre. Sie komme mit der Wesensart ihres Mannes schlecht zurecht, da sie sich in ihrer währschaften Art nicht in sein depressives Leiden einfühlen könne. Herr G. hält seiner Frau ihre „Unbeweglichkeit und Uneinfühlsamkeit" vor. Umgekehrt wünscht sich Frau G. von ihrem Mann, dass er weniger eigensinnig wäre und sich mehr auf sie einstellen könne.

Diese Charakterisierung spiegelt sich im GT-Paarprofil in einer widersprüchlichen Beurteilung der Ehegatten in Skala 2 und einer Polarisierung in Skala 4 wieder. Der Gatte hat die depressiv-hilflos-verletzliche Position, die Gattin die hypomanisch-unberührbar-unreflektive Stellung inne.

Anamnestische Hinweise und mehrjährige familientherapeutische Beobachtungen lassen die Problematik im Bereich Dominanz-Unterwerfung bei diesem Paar durch eine beidseitige Störung der Bindungsfähigkeit und Eigenverantwortung bedingt erscheinen. Herr und Frau G. werden fremdanamnestisch als ausgesprochen verwöhnte Kinder mit starker Mutterbindung geschildert. Beide Ehegatten lösten vorehelich zwei Verlobungen auf. Sie lernten sich über ein Heiratsinserat kennen; die Frau nach dem Tode ihrer Mutter, der Mann im zeitlichen Zusammenhang mit dem Suizid seines Vaters. Schwierigkeiten in der Ehe führten bei beiden Seiten immer wieder zu Scheidungsdrohungen. Die Ehefrau war frigide, der Mann hatte über Jahre eine aussereheliche Freundschaft. Die gegenseitige Verunsicherung der beiden Ehegatten zeigte sich auch darin, dass Frau G. ihren Mann zeitweise als „Burgi" (Burghölzli-Insasse) verspottete. Die Ehe war von Anfang an äusserst schwierig und mit Auseinandersetzungen belastet. Diese Schwierigkeiten wuchsen während der Krankheitsphase des Patienten noch drastisch an. Die hysterisch-klagsame Seite im Wesen des Patienten verunmöglichte es seiner eher stumpfen Ehefrau zusätzlich, das Ausmass seiner depressiven Handicapierung richtig einzuschätzen. Umgekehrt war auch der Patient nicht in der Lage, eine versteckte depressive Seite bei seiner Frau zu erspüren, so dass die Polarisierung in der Paarbeziehung weniger zur gegenseitigen Ergänzung als zum Anwachsen der Missverständnisse führte.

Beispiel aus Cluster 3

Eine „ungleichgewichtig dissoziierte" Paarkonstellation. Die 57-jährige Frau H. leidet seit sieben Jahren an einer chronifizierten Schizophrenie. Sie wird von verschiedenen Auskunftspersonen übereinstimmend als seit jeher verschlossen, spitz und aggressiv charakterisiert. Der gleichaltrige Ehepartner, ein Akademiker von weichem und nachgiebigem Charakter, stand wegen einer depressiven Symptomatik in ambulanter psychiatrischer Behandlung und neigt zum Alkoholabusus. Er wird von der Patientin abgelehnt, gegenüber dem Untersucher als zerstreut und grob disqualifiziert.

Der Gatte fühlt sich durch seine Frau entwertet und ist deprimiert, doch vermag er den Attacken seiner Frau nichts entgegenzustellen und zieht sich wehrlos in sich selbst zurück.

Im GT-Paarprofil nimmt der Ehepartner eher die depressive, die Patientin die hypomanische Position ein. Beide sehen den andern als viel dominanter (aber auch als unkontrollierter und verschlossener) an als sich selber. Darin zeichnet sich die jeweilige Abwertung des andern Partners ab, die diese ungleiche Kampfehe charakterisiert (Projektion des negativen Selbst). Die Problematik dieser Paarbeziehung lässt sich bis zum Eheschluss vor 20 Jahren zurückverfolgen. In den ersten Ehejahren kam es infolge der Nachgiebigkeit des Ehemannes, der sich von der Patientin dominieren liess, zu keinen manifesten Auseinandersetzungen. Die schizophrene Erkrankung der Patientin brachte das Familienleben völlig durcheinander, da die wahnkranke Patientin zuhause weiter den Ton angab und der hilflose Gatte der krankheitsbedingten Verwahrlosung im Haushalt keine Grenzen setzen konnte. Im Gegenteil zog sich der Mann, wenn er von der anspruchsvollen Verwaltungstätigkeit nach Hause zurückkehrte, sofort mit Schlafmitteln ins Bett zurück. Die Unfähigkeit der Ehegatten, einen Ausweg aus ihrer verfahrenen Situation zu finden, führte dazu, dass sich die erwachsenen Töchter für die psychiatrische Hospitalisation der Mutter einsetzten.

Beispiel eines nicht-gruppierten Paares

Der 30-jährige Patient, Herr K., erkrankte unmittelbar nach der angetretenen beruflichen Beförderung zum Bürovorsteher an einer schweren gehemmten Depression mit hypochondrischen Wahnvorstellungen. Er wurde prämorbid als gewissenhaft, genau, still und tüchtig beschrieben. Er konnte Aufgaben schlecht delegieren, so dass ihn eine Vorgesetztenstelle schnell überlastete. Seine um zehn Jahre jüngere Frau hatte sich gerade durch die zwanghafte Seite ihres Mannes angezogen gefühlt, die auf sie vertrauenserweckend wirkte.

Frau K. neigte zu depressiven Reaktionen und war vorehelich wegen eines Suizidversuchs in Zusammenhang mit Examensnöten kurzfristig psychiatrisch hospitalisiert worden. Sie sah ihre Partnerwahl zum Teil darin begründet, dass sie ihren Mann als einen Schutzfaktor gegen eigene depressive Anwandlungen erlebte.

Diese Partnerkonstellation drückt sich im GT-Paarprofil darin aus, dass sich beide Gatten im Selbstbild als depressiv-abhängig einschätzen, während die Frau ihren Mann ihrem Wunsche gemäss ausgesprochen hypomanisch sieht. Selbst- und Fremdbild der Ehegatten stimmen darin überein, dass der Mann eher dominiert, die Frau eher gefügig ist. Durch die schwere depressive Erkrankung des (führenden) Mannes wurde das innerfamiliäre Gleichgewicht schwer erschüttert. Die Frau war durch die Pflege ihres Mannes schnell überfordert. Sie reagierte depressiv, konnte den Haushalt nicht mehr selbständig weiterführen und kehrte vorübergehend hilfsbedürftig zu ihren eigenen Eltern zurück, während der kranke Mann bis zur Hospitalisation von seinen Eltern betreut wurde.

Da die Erkrankung des Mannes ihre eigene verletzliche Seite blossgelegt hatte, konnte sich Frau K. nicht zugestehen, dass ihr Mann an einer behandlungsbedürftigen Krankheit leide. Im Verlauf der sich lange hinziehenden Depression des Mannes entwickelte sie jedoch zunehmende Eigen- und Fremdverantwortung. Sie übernahm die häusliche Sorge des rekonvaleszenten und infolge seiner Klagsamkeit noch immer belastenden Mannes. Nach den Beobachtungen aus der Ehetherapie führte die Erkrankung des Mannes zu einer Umkehrung des Abhängigkeitsverhältnisses zwischen Mann und Frau, das durch Aufhellung der Depression nur teilweise rückgängig gemacht wurde.

4.5.3 Diskussion der Ergebnisse

Einzel- und Clusteranalyse legen den Schluss nahe, dass spezifische Paarstrukturen mit einer bestimmten Krankheitsdiagnose der Patienten einhergehen, dass aber wesentlich andere Einflüsse, die mit dem verwendeten Giessen-Test nicht erfassbar sind, für die Paarbeziehung ebenso massgebend sind. So bilden bei der Cluster-Analyse nur Paare mit sehr auffälligen Paarmerkmalen diagnostisch abgrenzbare Gruppierungen. Die Mehrzahl der Paare ist nicht weiter einzuordnen oder gehört zu einer unspezifischen Durchschnittsgruppe. Dies dürfte darauf zurückzuführen sein, dass *jedes Paar seine „individuelle" Beziehungsstruktur aufgebaut* hat und dass es eine typische „depressive Ehe" oder „schizophrene Ehe" in dieser Form nicht gibt.

Der detaillierte Vergleich der Paarprofile weist jedoch darauf hin, dass depressive Patienten und ihre Ehepartner oftmals in komplementärer Beziehung zueinander stehen. Dies gilt sowohl für depressive Syndrome im allgemeinen wie für monopolar-depressive Affektpsychosen im besonderen. Die depressiven Patienten schreiben sich (im Krankheitsintervall) negative Attribute wie soziale Unattraktivität, Dominanzbestreben, Verschlossenheit und erwartungsgemäss Depressivität zu, während sich ihre Ehepartner im Vergleich dazu attraktiver, gefügiger, offener und ausgeglichener sehen. Die depressiven Patienten kritisieren sich selber und idealisieren ihre Partner, während ihre Ehepartner eher sich selber behaupten und den Patienten kritisieren. Die ausgesprochene *Polarisierung zwischen depressiven Patienten und ihren Ehepartnern* ist umso auffallender, als die Befunde nach Abklingen der depressiven Phase erhoben wurden und für das Krankheitsintervall Geltung haben dürfen.

Die Komplementarität in der Beziehung des Depressiven zu seinem Ehepartner erscheint dadurch eindeutig festgelegt und starr, dass die beiden Ehegatten sich gegenseitig ihre polarisierten Positionen bestätigen. Die gegensätzlichen Selbstwahrnehmungen werden durch den jeweiligen Partner nicht in Frage gestellt, sondern im Gegenteil eher betont. Wenn zu erwarten ist, dass die Stellungnahme des Partners die eigene Selbsteinschätzung beeinflusst, so ist anzunehmen, dass dadurch sowohl der depressive Patient wie sein Ehepartner in seiner Selbstwahrnehmung zusätzlich festgelegt wird. Die Neigung, das Anderssein des Partners zu betonen, dürfte zu einer Fixierung der Positionen innerhalb der Paarbeziehung führen. Nach Watzlawick (1969) neigen komplementäre Beziehungsmuster – im Gegensatz zu mehr symmetrischen Beziehungen – vermehrt zur Stabilität. Auch nach Beckmann und Maack (1978) ist die vorliegende komplementäre Wechselbeziehung die zeitstabilste Interaktionsform, da sie bei beiden Partnern eine innerfamiliäre Homöostase von negativen und positiven Projektionen ermögliche (Übertragungsverschränkung).

Komplementäre Beziehungsmuster verschiedener Art und Ausprägung wurden in den bisherigen Paaruntersuchungen mit dem Giessen-Test hauptsächlich bei Ehen gefunden, die mit einem Patienten „belastet" sind (Bonney 1974, Lessner 1976, Bruns und Wöbbe 1977). Die von der deutschen Repräsentativerhebung erfassten Ehen zeigen demgegenüber eine vergleichsweise ausgewogene Struktur (vgl. Abb. 15). Bruns und Wöbbe untersuchten in Norddeutschland mit dem Giessen-Test 22 ausgelesene Paare mit einem neurotisch-depressiven Patienten. Sie verwendeten wie die Arbeitsgruppe um Beckmann eine von der eigenen abweichende Analysenmethodik, bei der im Paarprofil nicht mehr erkennbar ist, wer eigentlich der „designierte" Patient ist.

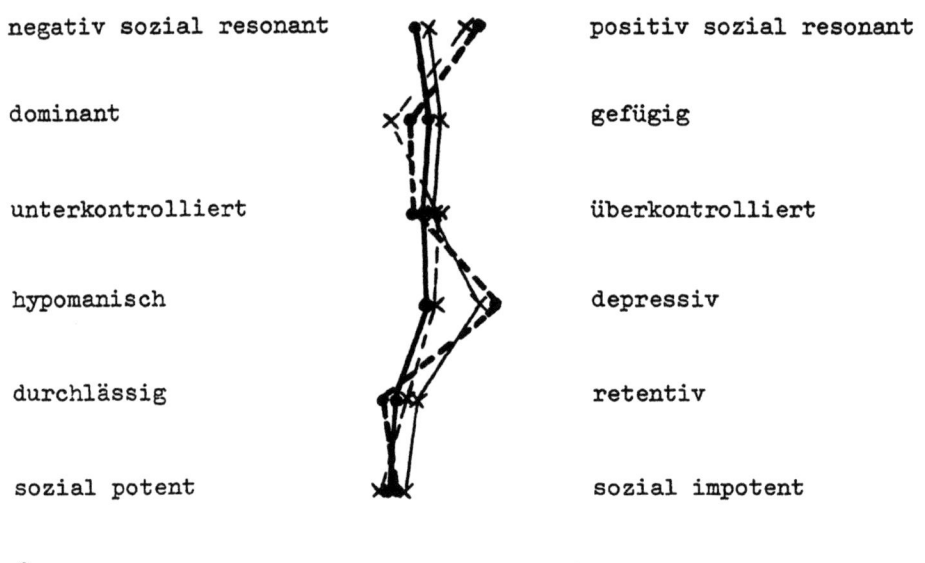

Abb. 15. Profilmuster der Ehepaare einer Durchschnittsbevölkerung (Repräsentativerhebung)

Die Befunde von Bruns und Wöbbe sind trotzdem mit den eigenen Resultaten insofern übereinstimmend, als eine ausgeprägte Polarität der Ehepartner bezüglich Dominanz und Unterwerfung sowie eine deutliche Divergenz bezüglich Depressivität und Ausgeglichenheit gefunden wird. Die GT-Selbstbilder der endogen-depressiven Patienten entsprechen sehr genau den Befunden von Wolf (1976).

Darüber hinaus lassen sich die erhobenen Paarprofile Depressiver vor allem in gute Übereinstimmung mit der Klinik bringen. Die Befunde korrespondieren insbesondere mit der Charakterisierung des Beziehungsmusters monopolar-depressiver Patienten als unflexibel (Arieti 1974), unelastisch (Kielholz 1970), konstant-beharrlich (Haase 1976), exzessiv-rigid (Mayo 1979), überkonventionell (Cohen et al. 1954) und ähnliches. Greene (1976) betonte auf Grund seiner jahrzehntelangen familientherapeutischen Erfahrungen mit Affektpsychosekranken, dass im ehelichen Beziehungsmuster seiner Patienten immer wieder eine Polarisierung zu finden sei, wobei oft ein extravertierter Gatte von einem streng kontrollierenden Partner überwacht werde.

Von besonderem Interesse ist die Diskussion der vorliegenden Paarprofile aus phänomenologischer Sicht. Tellenbach (1974) hat früh darauf hingewiesen, dass die Gefügeordnung des Typus Melancholicus für Untersuchungen zur Struktur von Familien, in denen Depressive leben, wichtig ist. Kraus (1977) hat im Anschluss an Tellenbach von einer Überidentifikation des Endogen-Depressiven mit seiner Rolle gesprochen. Danach identifiziert sich der Depressive so sehr mit seiner Rolle (in Ehe oder Beruf), dass er seinen individuellen Spielraum in der Übererfüllung der rollengemässen Pflichten aufgibt.

Wenn die Begriffe des „strengen Ordnungsgefüges" von Tellenbach oder der „Überidentifikation mit einer Rolle" von Kraus auf die Paarbeziehung Depressiver übertragen werden, so folgt daraus eine *überstereotypisierte und starr-strukturierte Paarbeziehung*. Die mit dem Giessen-Test beschriebenen Paarprofile depressiver (und insbesondere monopolar-depressiver) Patienten, die ein eindeutig festgelegtes komplementäres Positionsverhältnis aufzeigen, lassen sich mit dieser Ansicht zur Deckung bringen. Es lässt sich darüber hinaus ein Bezug zur andersgearteten Systemtheorie finden, wonach eine Depression ein bedrohtes familiäres Milieu stabilisiert und zu einem „starren System" führt (Hinchliffe et al. 1978a). Auch wenn offen bleiben muss, wie dieses Beziehungsmuster zustande kommt, ist doch bemerkenswert, dass der nicht-depressive Ehegatte im Paarprofil Faktorenwerte aufweist, die weitgehend der Durchschnittsbevölkerung entsprechen, während der depressive Patient einseitig davon abweicht. Die Komplementarität im Beziehungsmuster Depressiver wird also hauptsächlich durch die Position der Patienten begründet und könnte demzufolge weitgehend Ausdruck ihrer Krankheit sein. Trotzdem wäre es interessant und Aufgabe weiterer Forschung, die prämorbide Persönlichkeit der Ehepartner in analoger Weise zu bestimmen, wie dies von Zerssen (1970, 1976, 1977) mit Erfolg für die monopolar-depressiven Patienten getan hat. Die Beschreibung der Persönlichkeit der Ehepartner von Depressiven, wie sie im letzten Kapitel mit dem GT unternommen wurde, enthält Ansatzpunkte dafür, dass diese ähnlich dem Typus melancholicus „inkludente" und „remante" Merkmale besitzen.

Im Gegensatz zu den Paarprofilen Depressiver lässt die Analyse der *Paarprofile Schizophrener* eine klare Abgrenzung der Beurteilungen, die den Patienten betreffen, von jenen, die den Ehepartner betreffen, vermissen. Schizophrene Patienten und ihre Ehepartner unterscheiden sich in ihrer Selbstbeurteilung nicht signifikant voneinander, weisen aber dafür in ihrer gegenseitigen Beurteilung grössere Uneinheitlichkeit auf. Die schizophrenen Patienten und ihre Ehepartner haben weniger klar-strukturierte und übereinstimmende Vorstellungen voneinander, so dass ihr *Beziehungsmuster dissoziierter* als dasjenige der Depressiven erscheint.

Die Befunde bekräftigen die Hypothese, dass sich die paarweisen Persönlichkeitskonstellationen von depressiven Patienten und ihren Ehepartnern von derjenigen schizophrener Patienten und ihren Ehepartnern unterscheiden. Auch die Cluster-Analyse lieferte Gruppierungen, die sich nach diagnostischen Kriterien signifikant verschieden zusammensetzen.

Allerdings stösst die Erfassung der Paarprofile mit dem GT bei schizophrenen Patienten insofern auf methodische Schwierigkeiten, als die Standardskalen des Tests an neurotischen Patienten konstruiert wurden. Eine gewisse methodische Unsicherheit bleibt bestehen, auch wenn die Patienten nicht während der Exazerbation ihrer Krankheit, sondern im Krankheitsintervall testmässig untersucht wurden. Die erhobenen Befunde — insbesondere die gute Übereinstimmung des Selbstbildes der Ehepartner mit der Fremdeinschätzung durch die Patienten — sprechen aber für die Brauchbarkeit des GT bei remittierten schizophrenen Patienten. Auch die Besprechung des GT mit einem Teil der Ehepartner nach Abschluss der Untersuchung liess beim Autor den Eindruck entstehen, dass die Ergebnisse des GT die Meinung der Patienten und ihrer Ehepartner treffend wiedergeben und keine krankheitsbedingten Verfälschungen vorliegen.

4.5.4 Kapitelzusammenfassung

Es wurde davon ausgegangen, dass das Beziehungsmuster der (monopolar-) depressiven Patienten in komplementärer Weise durch eindeutig festgelegte Positionen charakterisiert ist, während das Beziehungsmuster schizophrener Patienten keine einheitliche Struktur aufweist. Die Analyse der Paarkonstellation mit Hilfe des Giessen-Testes stützt diese Annahme, weist aber zugleich darauf hin, dass über spezifische Gemeinsamkeiten hinaus „individuelle" Merkmale die einzelnen Paare stark dominieren.

Depressive Patienten und ihre Ehepartner haben stark voneinander divergierende Selbstwahrnehmungen: Das Selbstbild des Patienten weist durchschnittlich negative, das Selbstbild des Ehepartners vergleichsweise positive Züge auf. Die Komplementarität im Beziehungsmuster zwischen Depressivem und Ehepartner erscheint dadurch überstereotypisiert und starr, dass der eine Ehepartner die abweichende Position des andern in seiner Fremdbeurteilung bestätigt und eher noch betont.

Schizophrene Patienten und ihre Ehepartner grenzen sich weniger deutlich voneinander ab und beurteilen sich gegenseitig widersprüchlicher. Nach einer deutschen Repräsentativerhebung bilden „durchschnittliche" Ehepaare demgegenüber eher symmetrische Paarmuster.

Die klare Gliederung der Rollenverständnisse in den Ehen depressiver (und insbesondere monopolar-depressiver) Patienten steht mit der Vorstellung eines festen familiären Ordnungsgefüges im Sinne des Typus melancholicus (Tellenbach 1974) in guter Übereinstimmung. In dieser festen Rollenstruktur kommt dem depressiven Patienten nach übereinstimmender Beurteilung der Ehegatten mehrheitlich die Führungsrolle zu, obwohl er ein negativ getöntes Selbstkonzept hat und sich selber im sozialen Kontakt wenig zutraut. Es ist nachvollziehbar, dass Paare mit einem depressiven Patienten dadurch bezüglich gemeinschaftsfördernder Entscheidungen behindert sind.

4.6 Zum krankheitsbezogenen Verhaltensmuster der Ehepartner

Die Haltung (attitude) der Ehepartner gegenüber dem erkrankten Patienten wurde aufgrund der Interviewdaten in drei Teilbereichen untersucht:

a) die kognitive Einstellung der Ehepartner gegenüber der Erkrankung der Patienten
b) die emotionale Reaktionsweise der Ehepartner auf die Erkrankung der Patienten hin
c) das manifeste Verhalten der Ehepartner anlässlich der Erkrankung der Patienten.

Dieses Kapitel grenzt sich insofern vom vorhergehenden Untersuchungsteil ab, als hier das Schwergewicht nicht auf psychometrische Messungen, sondern auf klinisch orientierte Befunderhebung gelegt wurde. Die Interviewauskünfte der Ehepartner sollen deshalb möglichst konkret und auf die gestellten Fragen bezogen wiedergegeben werden.

4.6.1 Statistische Analyse

Die Analyse der Interviewdaten bezieht sich auf 102 der 103 Ehepartner des Gesamtkollektivs. Ein Interview war aus äusseren Gründen unvollständig und nicht verwendbar.

a) Zur kognitiven Einstellung der Ehepartner gegenüber der Erkrankung des Patienten

Die Vorstellung der Ehepartner über die Art der Erkrankung des Patienten und deren Behandlung wurde mit 6 Fragen erfasst. Mit einer Ausnahme schätzten alle Ehepartner der schizophrenen und depressiven Patienten den hospitalisierten Gatten als krank ein. Für 51 % der Ehepartner lag eine unbegreifliche, uneinfühlbare Geisteskrankheit vor (Tab. 3). Ausser auf ein medizinisches Leiden (43,1 %) wurde die Erkrankung auf äussere psychosoziale Belastungen (16,7 %), auf einfühlbare psychoreaktive Entwicklungen (29,4 %) oder auf andere Gründe wie „sündiges Verhalten" oder Selbstverschulden (10,8 %) zurückgeführt.

Schizophrene Erkrankungen wurden signifikant häufiger (Chi-Quadrat Test, $p < 0,05$) als uneinfühlbar krank bezeichnet als depressive Störungen. Die Krankheitsvorstellung der Ehepartner war ferner von der Invalidisierung der Patienten und der damit zusammenhängenden Hospitalisationshäufigkeit abhängig (Tab. A 14). Je schwerer der Patient behindert war und je häufiger er bereits hospitalisiert wurde, desto signifikant häufiger wurde er als uneinfühlbar krank bezeichnet. Die Krankheitseinschätzung durch die Ehepartner war nicht in signifikanter Weise mit ihrem Geschlecht oder ihrer Schichtzugehörigkeit korreliert. Die Einschätzung war auch unabhängig davon, ob die Ehe als gut oder schlecht empfunden wurde.

71,6 % der Ehepartner stimmten der Hospitalisation ihres kranken Gatten zu. Dabei standen mehr Ehepartner depressiver Patienten (14,0 %) als Ehepartner schizophrener Patienten (3,8 %) der Hospitalisation ablehnend gegenüber (Tab. 4). Zustimmend zur Hospitalisation äusserten sich vor allem die Ehepartner von invalidisierten und wiederholt hospitalisierten Patienten (Tab. A 14).

Die Ehepartner von bereits früher hospitalisierten Patienten schätzten den Effekt der letzten Hospitalisation mehrheitlich günstig ein (72,3 %). 24,6 % beurteilten sie zwiespältig oder sahen keinen Erfolg, 3,1 % erachteten sie als ungünstig.

Der Nutzen psychiatrischer Hospitalisationen wurde je niedriger eingeschätzt, je jünger der Befragte war, aus je tieferer Schicht er kam und je schlechter die Ehebeziehung bewertet wurde (Tab. A 14). Die Einschätzung des Nutzens früherer psychiatrischer Hospitalisationen erwies sich unabhängig vom Krankheitsverlauf und der Dignose der Patienten.

Tabelle 3. Einschätzung der Krankheit der depressiven und schizophrenen Patienten durch ihre Ehepartner (n = 102)

Beurteilung der Patienten durch ihre Ehepartner	depressives Untersuchungskollektiv		schizophrenes Untersuchungskollektiv		Gesamtkollektiv	
	n	%	n	%	n	%
nicht krank	1	2,0 %	0	0,0 %	1	1,0 %
aus einfühlbaren und begreiflichen Gründen krank	30	60,0 %	19	36,5 %	49	48,0 %
aus uneinfühlbaren und unbegreiflichen Gründen krank	19	38,0 %	33	63,5 %	52	51,0 %

Tabelle 4. Stellungnahme der Ehepartner zur psychiatrischen Hospitalisation der depressiven und schizophrenen Patienten (n = 102)

Stellungnahme der Ehepartner	depressives Untersuchungskollektiv		schizophrenes Untersuchungskollektiv		Gesamtkollektiv	
	n	%	n	%	n	%
eher ablehnend	7	14,0 %	2	3,8 %	9	8,8 %
zwiespältig	8	16,0 %	12	23,1 %	20	19,6 %
eher zustimmend	35	70,0 %	38	73,1 %	73	71,6 %

b) Zur emotionalen Reaktionsweise der Ehepartner auf die Erkrankung der Patienten hin

Die emotionale Belastung der Ehepartner wurde für vier konkrete Problembereiche erfragt (Angst wegen Selbstgefährdung resp. Fremdgefährlichkeit der Patienten, Ärger über abnormes Verhalten, Verlassenheitsgefühle). Daneben wurde die momentane Befindlichkeit der Ehepartner psychometrisch mit der Eigenschaftswörterliste von Janke und Debus erfasst.

Ehepartner von Depressiven hatten sich in 66 % der Fälle anhaltend geängstigt, ihr kranker Gatte könnte Suizid begehen (Tab. 5). Akutkranke lösten mehr Ängste aus als Chronischkranke. Ehepartner von Schizophrenen beschäftigte weniger die Selbstgefährdung der Patienten als vielmehr (in 19,2 % der Fälle) die Befürchtung, der Patient könnte andern oder ihnen ein Leid antun. Dabei wurden männliche und jüngere Patienten von den Ehepartnern signifikant häufiger als fremdgefährlich eingeschätzt als weibliche und ältere Kranke (Tab. A 15).

43,1 % der Ehepartner äusserten Verbitterung oder Verzweiflung über das krankhafte Verhalten der Patienten (Tab. 5). Diese Reaktionsweise der Ehepartner stand in signifikantem Zusammenhang mit der prämorbiden Ehebeziehung der Patienten, nicht aber mit der Schwere des Krankheitsverlaufs noch mit andern Variablen (Tab. A 15). Je schlechter die prämorbide Ehebeziehung eingeschätzt wurde, desto häufiger äusserte sich der Ehepartner verärgert oder verzweifelt über den Patienten.

Ehepartner von Depressiven fühlten sich durch die psychiatrische Hospitalisation des Patienten zusätzlich in 24 % belastet, die Ehepartner von Schizophrenen in 7,7 % (Tab. A 16). Für die meisten Ehepartner des Gesamtkollektivs brachte die Hospitalisation des Patienten eher eine Entlastung mit sich (63,7 %).

Die momentane *Befindlichkeit der Ehepartner,* wie sie mit der Eigenschaftswörterliste in der ersten Woche nach Hospitalisation des Patienten erfasst wurde, steht mit Ausnahme einer Dimension (Selbstsicherheit) nicht mit der Diagnose des Patienten in Beziehung. Um zu überprüfen, ob die Depressionstiefe der Patienten mit der Befindlichkeit der Ehepartner zusammenhängt, wurden die Hamilton-Werte der depressiven Patienten mit den EWL-Werten ihrer Ehepartner verglichen. Auch hier fand sich nur in einer der 14 Dimensionen ein signifikanter Zusammenhang, so dass auf diese Weise keine enge Beziehung zwischen der Gemütslage des Patienten und der Befindlichkeit des Ehepartners nachweisbar ist.

Die Befindlichkeit der Ehepartner hängt stärker mit dem Krankheitsverlauf der Patienten zusammen (Tab. A 17). Die ersten Hospitalisationen sind dabei mit schwereren Befindlichkeitsstörungen bei den Ehepartnern verbunden als die späteren Spitalaufenthalte der Patienten. Müdigkeit, Benommenheit, Erregtheit und Deprimiertheit der Ehepartner sind umso grösser (gehobene Stimmung umso seltener), je weniger Hospitalisationen der Ehepartner bereits miterlebt hat. Ehepartner von Patienten mit langen Krankheitsverläufen und schwerer Invalidisierung geben eine signifikant niedrigere Empfindlichkeit und Erregtheit an als Ehepartner von nicht invalidisierten neuerkrankten Patienten. Letztere sind in ihrer Befindlichkeit stärker gestört.

Die Befindlichkeit der Partner korreliert am stärksten mit der Einschätzung der prämorbiden Ehebeziehung. Ehepartner aus „guten Ehen" beurteilen ihre Befindlichkeit positiver (aktiver, extravertierter und selbstsicherer, weniger desaktiviert, intravertiert, deprimiert und ängstlich) als Ehepartner aus „schlechten Ehen" (Tab. A 17).

Tabelle 5. Emotionale Reaktionsweisen der Ehepartner nach Erkrankung der depressiven und schizophrenen Patienten (n = 102)

Empfindungen der Ehepartner	depressives Untersuchungskollektiv		schizophrenes Untersuchungskollektiv		Gesamtkollektiv	
	n	%	n	%	n	%
(deutliche oder ausgeprägte) Angst vor Suicidhandlung der Patienten (Item 7)	33	66,0 %	9	17,3 %	42	41,2 %
(deutliche oder ausgeprägte) Angst wegen Fremdgefährlichkeit der Patienten (Item 8)	5	10,0 %	10	19,2 %	15	14,7 %
Verärgerung oder Verbitterung über Verhalten des Patienten (Item 52)	22	44,0 %	22	42,3 %	44	43,1 %
(ziemliche oder ausgesprochene) Verlassenheitsgefühle (Item 58)	21	42,0 %	26	50,0 %	47	46,1 %

c) Zum manifesten Verhalten der Ehepartner während der Erkrankung der Patienten

Die manifeste Verhaltensweise der Ehepartner gegenüber dem Erkrankten wurde im Interview unter dem Blickwinkel der Zu- oder Abwendung vom Patienten in vier Fragen erfasst.

Die Mehrheit (65,6 %) der Ehepartner von depressiven und schizophrenen Patienten gab an, sich gegenüber dem erkrankten Angehörigen in ihren Meinungsäusserungen deutlich zurückzuhalten (Tab. 6). Sie unterdrückte entweder bewusst den Patienten belastende Mitteilungen, äusserte trotz anderer Überzeugung keinen Widerspruch mehr oder brach von sich aus den Gesprächskontakt ab. Diese verbale Zurückhaltung wurde häufiger gegenüber mehrmals hospitalisierten und invalidisierten als gegenüber akuten und ersthospitalisierten Patienten geübt (Tab. A 18). Sie erwies sich aber noch enger mit der prämorbiden Ehebeziehung korreliert, indem Ehepartner aus „guten Ehen" im Gespräch mit dem Patienten in der Krankheitsphase offener sind als Ehepartner aus „schlechten Ehen". In ähnlicher Weise ist die Kontaktzeit zwischen Patient und Ehepartner in „guten Ehen" gegenüber „schlechten Ehen" signifikant erhöht, während bei letzteren die ausserfamiliären Kontakte signifikant vermehrt sind.

Ehepartner von schizophrenen Patienten pflegen in der Krankheitsphase des Patienten signifikant weniger ausserfamiliäre Kontakte als Ehepartner Depressiver (Chi Quadrat Test, $p < 0,05$).

Die Ehepartner beider Untersuchungsgruppen fördern die Spitaleinweisung des Patenten in ähnlichem Ausmass (37,3 %, Tab. 7). Nur 8,8 % der Ehepartner versuchten die Hospitalisation aktiv zu verhindern. Die Mehrzahl der Ehepartner (53,9 %) war am Einweisungsverfahren jedoch nicht beteiligt oder stand ihm unentschlossen gegenüber.

4.6.2 Fallbeispiele

Die Verhaltensweise der Ehepartner gegenüber dem erkrankten Patienten erwies sich sehr eng mit der Art der vorausgehenden Ehebeziehung verknüpft. An je einem Beispiel einer „guten" und einer „schlechten" Beziehung sollen die möglichen Reaktionsweisen der Ehepartner etwas eingehender illustriert werden.

Beispiel einer als harmonisch eingeschätzten Ehebeziehung

Der 46-jährige Herr N.I. erkrankte erstmals an einer gehemmten Depression mit Versündigungs- und Verarmungsvorstellungen. Die vor 19 Jahren geschlossene Ehe mit einer drei Jahre älteren Frau wurde von beiden Ehegatten als sehr glücklich geschildert. Beide waren an ihre kleine Familie mit ihren zwei herangewachsenen Kindern gebunden.

Die Ehefrau ist ähnlich wie der Patient von sachlicher Wesensart, wirkt jedoch optimistischer, dynamischer und weniger spröde als ihr Mann. Sie charakterisierte im Interview ihr Beziehungsmuster so: Wenn er sage „das Glas ist halb leer", so sage sie „das Glas ist halb voll". Da er sich auch leichter anpassen als über jemanden befehlen könne, sei sie in der Ehe der etwas dominierende Teil. Die einfache Frau — im Nebenberuf Bahnschrankenwärterin — spricht von ihrem Mann in feinfühligen und natürlichen Worten. Sie bringt im Interview weder Vorwurf noch Klage vor. Sie kann durchaus klar und

Tabelle 6. Verhaltensweisen der Ehepartner gegenüber den depressiven und schizophrenen Patienten während der Krankheitsphase (n = 102)

Verhaltensweise der Ehepartner	depressives Untersuchungskollektiv		schizophrenes Untersuchungskollektiv		Gesamtkollektiv	
	n	%	n	%	n	%
(ziemliche bis ausgeprägte) Einschränkung der Offenheit gegenüber Patient (Item 54)	31	62,0 %	36	69,3 %	67	65,6 %
Abnahme der üblichen Kontaktzeit mit Patient (Item 60)	12	24,0 %	13	25,0 %	25	24,5 %
Reduziertheit der ausserfamiliären Kontakte (weniger als 1 x wöchentlich) (Item 59)	23	46,0 %	33	63,4 %	56	54,9 %

Tabelle 7. Verhaltensmuster der Ehepartner bezüglich der Hospitalisation der Patienten (n = 102)

Verhalten der Ehepartner	depressives Untersuchungskollektiv		schizophrenes Untersuchungskollektiv		Gesamtkollektiv	
	n	%	n	%	n	%
Hospitalisation eher aktiv bremsend	5	10,0 %	4	7,7 %	9	8,8 %
Hospitalisation weder fördernd noch hemmend	27	54,0 %	28	53,8 %	55	53,9 %
Hospitalisation eher aktiv fördernd	18	36,0 %	20	38,5 %	38	37,3 %

trocken feststellen, dass die Ideen ihres Mannes in letzter Zeit „hirnverbrannt" gewesen wären. Sie deklariert damit die ihrem gesunden Empfinden verrückt erscheinenden Wahnvorstellungen ihres Mannes. Doch beinhalten ihre Worte keine abschätzige Kritik.

Für Frau I. war das veränderte Verhalten ihres Mannes unverständlich und „krank". Aber sie stellte ihre Beziehung zu ihrem Manne nie in Frage. Sie schränkte ihre Haushaltsarbeiten und ihre ausserfamiliären Kontakte ein, um mehr für ihren arbeitsunfähigen Mann da sein zu können. Doch empfand sie dieses Handeln als derart selbstverständlich, dass sie von sich aus nicht darüber sprach.

Als das Leiden ihres Mannes fortschritt und ihr Mann keine Nahrung mehr zu sich nahm, hielt sie eine psychiatrische Hospitalisation für angezeigt und förderte aktiv diesen Schritt, obwohl er ihr grosse Schmerzen bereitete. Sie bezeichnete den Hospitalisationstag ihres Mannes als schwärzesten Tag ihres Lebens, obwohl sie als gebürtige Ostdeutsche schlimme Kriegs- und Flüchtlingserlebnisse mitgemacht hatte. Zur berechtigten und verständlichen Sorge von Frau I. trug noch bei, dass sie sich nicht in den depressiven Hintergrund des Leidens ihres Mannes einfühlen konnte und eine körperlich begründete Geistesstörung befürchtete.

Beispiel einer als schlecht eingeschätzten Ehebeziehung

Der 67-jährige Herr G.J. geriet zuerst in einen manifornen Erregungszustand, der von einer schwersten stuporös-gehemmten Depression gefolgt war. Er war wie seine um sechs Jahre ältere Frau zum zweiten Mal verheiratet. Seine erste Frau hatte ihn des unzüchtigen Umganges mit seinen minderjährigen Kindern angeklagt. Seine zweite Frau lernte ihn vor einer kurzen Haftstrafe kennen. Sie wusste auch um eine frühere psychiatrische Hospitalisation des Patienten. Seine zweite Frau hatte selbst einen heroinabhängigen Sohn, der im gemeinsamen Haushalt lebte. Ihr erster Mann war homosexuelle Beziehungen eingegangen.

Beide Ehegatten schlossen ihre Ehe aus einer inneren und äusseren Notlage: Der Mann nach Belastung durch Scheidung, Haftstrafe und psychiatrischer Hospitalisation, die Frau in Vereinsamung und in ständiger Not infolge der beginnenden Verwahrlosung ihres einen Sohnes. Beide Ehegatten erwarteten voneinander Hilfe und Unterstützung, konnten einander jedoch von Beginn an die gegenseitig gehegten Erwartungen nicht erfüllen. Entgegen der unbewusst motivierten Gattenwahl appellierte die Ehefrau an die Männlichkeit ihres Mannes, der Mann an die Mütterlichkeit der Frau. Beide waren dadurch völlig überfordert; er entpuppte sich als eher feminin, unentschlossen und übergenau, sie als eher kühl, distanziert und dominant. Jeder Teil warf dem andern bald Versagen und Ungenügen vor. Beide fühlten sich missbraucht, unbefriedigt und gekränkt.

Herr und Frau Z. verstrickten sich in zunehmende Konflikte. Als die Frau sich ihrem Manne sexuell verweigerte, liess sich der Mann mit einer andern Partnerin ein. Schliesslich suchten sie in einer Ehetherapie ihre Problematik zu klären. Im Verlauf dieser Behandlung erkrankte der Mann an der eingangs beschriebenen Symptomatik. Kurz zuvor hatte Frau Z. eine Überdosis an Tranquilizern in para-suizidaler Absicht eingenommen.

Im Interview stellte Frau Z. ihre eigenen Schwierigkeiten ganz in den Vordergrund. Sie wirkte aufgewühlt und unfähig, auf die Krankheit ihres Mannes einzugehen. Sie sei selber immer zu kurz gekommen, da sie dazu neige, sich zu viel aufzubürden. Auf ihren

Mann habe sie sich nicht verlassen können. Sie warf ihrem Mann vor, es sich wiederum zu leicht gemacht zu haben und in die Klinik geflüchtet zu sein. Hinter aller Erbitterung der Frau über ihren Mann war ihre eigene Verzweiflung erspürbar. Nach einzelnen fortführenden Gesprächen ging sie zu einem engagierten Hausarzt in ambulante Psychotherapie. Nach der Scheidung von ihrem Mann unternahm Frau Z. später einen schweren Suizidversuch durch Sturz aus dem Fenster.

4.6.3 Diskussion der Ergebnisse

Ehepartner von depressiven und schizophrenen Patienten haben nach den vorliegenden Befunden in ihrem Verhalten gegenüber dem Patienten mehr Gemeinsames als Trennendes. Sie unterscheiden sich erwartungsgemäss darin, dass Ehepartner depressiver Patienten die Veränderung ihrer Ehegatten als weniger fremdartig und verfremdend erleben als Angehörige von schizophrenen Patienten. So halten die Ehepartner depressiver Patienten mehrheitlich dafür, dass die Patienten aus psychosozialen oder psychoreaktiven Gründen erkrankt sind, obwohl die Mehrzahl der depressiven Patienten an einer wahnhaften und psychiatrisch als endogen beurteilten Depression litt. Demgegenüber schätzen die Ehepartner schizophrener Patienten ihre Gatten vorwiegend als medizinisch krank ein. Depressives Erleben erscheint – selbst wenn es psychotische Ausmasse annimmt – der Alltagserfahrung der Menschen weniger fremd als die „Verrückung" der Schizophrenen.

Die Intensität und Dauer der Auseinandersetzung mit dem Kranken beeinflussen die Wertung der Krankheit. Ersterkrankungen werden seltener, chronische oder rezidivierende Erkrankungen werden häufiger als Geisteskrankheiten betrachtet. Damit findet sich die klinische Beobachtung von Häfner (1978) und andern bestätigt, wonach die ersten Verhaltensänderungen der Patienten von ihren Angehörigen oft auf berufliche und familiäre Belastungen zurückgeführt werden (erwartungskonforme Etikettierung nach Glatzel 1975). Erst in einer zweiten oder späteren Phase wird der Krankheitscharakter der Störung zunehmend akzeptiert.

In diesem Zusammenhang sprach Glatzel (1975) in missverständlicher Weise von einer „ausgrenzenden Etikettierung" zum Geisteskranken. Es könnte damit impliziert werden, dass die Einschätzung einer Verhaltensänderung als Geisteskrankheit mit einer Ausstossung des Patienten einhergehe. Nach den vorliegenden Befunden sagt die Annahme einer Geisteskrankheit aber nichts darüber aus, wie der Ehepartner zum Patienten steht. Viele Ehepartner akzeptieren das Vorliegen einer Geisteskrankheit, auch wenn es für sie äusserst schmerzhaft ist. Einige Ehepartner haben im Interview den Kankheitscharakter der Patienten verleugnet, weil sie sich zum Nachteil der Kranken unfähig zeigten, sich mit den Konsequenzen der Erkrankung auseinanderzusetzen. In Übereinstimmung mit den Resultaten von Safilios-Rothschild (1968) erwies sich in der vorliegenden Studie die Einschätzung des Patienten als geisteskrank statistisch unabhängig davon, ob die eheliche Beziehung „gut" oder „schlecht" war.

Wie in der Literaturübersicht dargestellt, fanden Freeman und Simmons (1963), Hollingshead und Redlich (1958, 1975) und Vanicelli et al. (1976) keine Korrelation zwischen der Krankheitsvorstellung der Angehörigen und dem Krankheitsverlauf der Patienten. Die Differenz zu den eigenen Befunden dürfte dadurch zustande kommen, dass die genannten Sozialwissenschaftler die Angehörigen bezüglich ihrer Auffassung von geistigen Störungen im allgemeinen befragten und sich ihre Fragen nicht auf ein krankes Familienmitglied bezogen. Damit erklärt sich auch, dass diese Autoren eine stärkere Abhängigkeit der Krankheitsvorstellungen vom Bildungsgrad und von der sozialen Schicht ermittelten als die eigene Untersuchung.

Wie die Ehepartner anfänglich dazu tendieren, das Vorliegen einer Geisteskrankheit zu verwerfen, so schrecken sie in ähnlicher Weise zuerst vor dem Schritt der psychiatrischen Hospitalisation ihres Gatten zurück. Nur ein Drittel der Ehepartner – eingerechnet die Ehepartner von chronisch und mehrmals hospitalisierten Patienten – machte Vorkehrungen, die Hospitalisation des Patienten aktiv zu fördern. Die Mehrzahl der Ehepartner stimmte aber nachträglich der Spitalbehandlung zu (71,6 %) und fühlte sich dadurch eher ent- als belastet (63,7 %). Jene Ehepartner, die frühere Hospitalisationen miterlebt hatten, schätzten den früheren Spitalaufenthalt meist als günstig ein, kritisierten aber häufig (47,7 %), dass die Zusammenarbeit der Klinik mit ihnen ungenügend gewesen sei.

Diese überraschend *günstige Beurteilung der psychiatrischen Hospitalisation* kontrastiert mit der gängigen öffentlichen Kritik an den psychiatrischen Institutionen – wobei allerdings gerade die gesellschaftliche Kritik dazu beigetragen haben mag, die erfahrene Wirklichkeit im Vergleich zum Klinikstereotyp besonders günstig einzustufen. In methodischer Hinsicht ist die Beurteilung der psychiatrischen Klinik gegenüber einem Untersucher, der zwar eine Forschungsaufgabe erfüllt, vom Spital aber nicht unabhängig ist, als problematisch zu bezeichnen. Es ist jedoch bemerkenswert, dass die Ehepartner *bezüglich der Kooperationsbereitschaft der Klinikärzte dezidiertere Kritik* übten als bezüglich der Behandlungsart.

Die befragten Ehepartner zeigten sich im Interview oft enttäuscht darüber, dass die Mitarbeiter der Klinik nicht enger mit ihnen zusammenarbeiten. Diese Kritik ist umso verständlicher, als die meisten Ehepartner unter einer grossen psychischen und physischen Belastung standen. 15 % der berufstätigen Ehepartner fühlten sich bei der Berufsarbeit in den Wochen vor Hospitalisation des Patienten deutlich beeinträchtigt; 31,7 % der Frauen waren in der gleichen Zeit in der Haushaltsführung behindert; 50,9 % der Männer übernahmen zusätzlich zu den Berufspflichten grosse Teile der Haushaltsführung. Von jenen Ehepartnern, die mit Kindern unter 16 Jahren zusammenlebten, fühlten sich 13,7 % durch die krankheitsbedingten Veränderungen des Patienten in der Kindererziehung deutlich beeinträchtigt (Tab. A 19).

Es war im Interview jedoch auffallend, dass die Ehepartner der sozialen Belastung weniger Bedeutung zumassen als der emotionalen Belastung durch die Erkrankung des Ehegatten. Die meisten Befragten brachen während der Interviews in Tränen aus oder waren dem Weinen nahe, wenn sie davon berichteten, was die Krankheit des Gatten für sie selber bedeutete. Diese innere Not der Ehepartner entzieht sich einer quantitativen Analyse. Ausweglos erscheinende menschliche Gebundenheit, Verquickung von Lähmungsgefühlen und verzweifeltem Hoffen sind nicht messbar. Hier sind einer statistisch analytischen Untersuchung klare Grenzen gesetzt. Der Abschätzung der Befindlichkeit der Ehepartner mittels eines Testes (EWL) kann deshalb nur eine klar umrissene Bedeutung zukommen. Dieses Verfahren wurde auch nur einmalig eingesetzt, um die Ehepartner nicht weiteren Belastungen auszusetzen.

Nach der statistischen Auswertung ist die Befindlichkeit der Ehepartner weniger von der Art der Verhaltensstörung oder der Depressionstiefe der Patienten abhängig als vielmehr von der Dauer und vom Verlauf der Krankheit. Ersterkrankungen bringen das psychische Gleichgewicht der Ehepartner erwartungsgemäss stärker durcheinander als häufige Rezidive. Bei langen Krankheitsverläufen dürfte beim Ehepartner eine bestimmte *Anpassung und Gewöhnung an die Krankheit* eintreten, so dass er trotz schwererer und längerer Belastung ein aktuell weniger gestörtes Empfinden angibt als erstmals und kürzer belastete Ehepartner.

Eine grosse Bedeutung kommt ferner der „prämorbiden" Ehebeziehung zu. Stärkere Befindlichkeitsstörungen der Ehepartner gehen mit schlechteren Ehebeziehungen einher, so dass anzunehmen ist, dass Ehepartner aus „guten Ehen" eine psychische Krankheit ihres Gatten besser ertragen als Ehepartner aus „schlechten Ehen". Diese Befunde stimmen mit den methodisch andersartig erzielten Ergebnissen von Coleman und Miller (1975) überein. Coleman und Miller fanden ebenfalls keinen Zusammenhang zwischen der Stimmungslage des Patienten einerseits und derjenigen der Ehepartner andererseits, beobachteten aber in ähnlicher Weise eine *deutliche Korrelation zwischen Depressivität der Ehepartner und ehelichen Schwierigkeiten*.

Dieser letztgenannte Zusammenhang könnte in der Studie von Coleman und Miller noch damit erklärt werden, dass die deprimierte Stimmung der Ehepartner die negative Einschätzung der ehelichen Beziehung mitbedinge. Diese Interpretationsweise ist in der eigenen Untersuchung nicht angebracht, da die „prämorbide" Ehebeziehung sowohl von den Ehepartnern (im Interview) wie den Patienten (gemäss Krankengeschichte) übereinstimmend beurteilt worden ist.

Trotz der erheblichen Belastung der Ehepartner finden sich keine Hinweise dafür, dass sich ein grösserer Teil der Befragten äusserlich den Kranken entziehen würde. Ein Viertel der Ehepartner (24,5 %) gab an, in der Krankheitsphase deutlich weniger häufig mit dem Kranken zusammen gewesen zu sein als zuvor. Bei Berücksichtigung dessen, dass auch autistisches Verhalten des Patienten zum Kontaktabbruch zwischen Ehegatten beiträgt, lassen sich die Ergebnisse gut mit vier grossen epidemiologischen Studien aus England und den USA vergleichen (Freeman und Simmons, 1963, Barrett et al., 1972, Brown et al., 1966 und Wing et al., 1964). Dort lag der Prozentsatz der Angehörigen, die den Patienten ablehnten, zwischen 5 % und 25 %.

Wenn die äussere Verweigerung der Ehepartner als relativ gering eingeschätzt werden kann, so finden sich in der vorliegenden Untersuchung deutlichere Hinweise für eine *„innere" Zurückhaltung der Ehepartner*. 65,6 % der Ehepartner gaben an, sich in ihrer Offenheit gegenüber dem Patienten einzuschränken und ihre Meinungsäusserungen zu kontrollieren. Diese Zurückhaltung hat vielerlei Gründe (Schonung des verletzlichen Patienten, Angst vor Auseinandersetzungen, Selbstschutz etc.). Nur im Einzelfall ist zu werten, ob es sich dabei um eine adäquate oder inadäquate Reaktion handelt. Es ist aber auffällig, dass sich Ehepartner aus „guten Ehen" seltener dem Patienten verschliessen und dass sie weniger häufig den persönlichen Kontakt mit dem Patienten einschränken als Ehepartner aus „schlechten Ehen". Da chronische Patienten häufiger von Kontaktabbruch betroffen sind als akute, der Krankheitsverlauf aber nicht in deutlicher Weise mit der Art der prämorbiden Ehebeziehung zusammenhängt, muss daraus geschlossen werden, dass die Kombination von Chronizität des Leidens und „schlechter Ehe" besonders häufig zur Vereinsamung des Patienten führt. Solche chronischen Patienten aus

„schlechten Ehen" werden nicht häufiger auf Veranlassung der Ehepartner hospitalisiert als andere chronische Patienten. Sie stellen wohl die am meisten vernachlässigte Risikogruppe unter den verheirateten Kranken dar. Für diese soziale Betrachtungsweise spielt die Diagnose des Patienten eine untergeordnete Rolle.

4.6.4 Kapitelzusammenfassung

Es wurde angenommen, dass Ehepartner Depressiver enger auf den Patienten bezogen sind als Ehepartner Schizophrener. Eine Reihe der erhobenen Befunde weist in ihrer Gesamtheit in diese Richtung, ohne die Hypothese beweiskräftig stützen zu können:
1. Ehepartner Depressiver gaben signifikant häufiger als Ehepartner Schizophrener an, die Verhaltensstörungen des Patienten seien für sie einfühlbar und verständlich.
2. Ehepartner Depressiver schilderten sich gegenüber den erkrankten Gatten in ihren Mitteilungen tendenzmässig weniger zurückhaltend als Ehepartner Schizophrener.
3. Ehepartner Depressiver versuchten die Hospitalisation etwas häufiger zu vermeiden als die Ehepartner Schizophrener, fühlten sich durch die spitalbedingte Abwesenheit des Patienten stärker belastet und standen nachträglich der Klinikeinweisung ablehnender gegenüber.
4. Ehepartner Depressiver fühlten sich in den letzten Wochen vor der Hospitalisation des Patienten tendenzmässig weniger einsam und isoliert als Ehepartner Schizophrener.

Diese Befunde fügen sich mosaiksteinartig in jene grössere Reihe von Beobachtungen ein, welche darauf hinweisen, dass die ehelichen Beziehungen Depressiver mit besonderen Problemen der gegenseitigen Abhängigkeit konfrontiert sind.

In vielen weiteren untersuchten Bereichen verhalten sich Ehepartner von depressiven und schizophrenen Patienten ähnlich: Sie schrecken bei Krankheitsbeginn vor der Annahme einer unverstehbaren Krankheit beim Patienten zurück und versuchen insbesondere die ersten psychiatrischen Hospitalisationen des kranken Gatten zu vermeiden. Nachträglich fühlen sie sich durch die Spitalaufnahme des Patienten eher entlastet. Ersterkrankungen von Patienten, die von einer psychiatrischen Hospitalisation gefolgt sind, führen zu einer stärkeren Befindlichkeitsstörung der Ehepartner als spätere Krankheitsexazerbationen der Kranken.

Die Untersuchungsbefunde liefern keine Hinweise für eine „äussere" Verstossung der Patienten, sondern dokumentieren häufiger eine „innere" Zurückhaltung der Ehepartner gegenüber den Erkrankten.

4.7. Zusammenfassung und Diskussion

Im Vergleich zu den vielen theoretischen Behauptungen sind die tatsächlichen Erkenntnisse über die Paarbeziehungen von depressiven und schizophrenen Patienten noch gering. Nach Brown (1972) behindern dogmatisch angewendete Modelle, ob sie nun genetisch oder umweltorientiert sind, den Fortschritt. „Und wenn in derartigen Behauptungen öffentlich die Familie für die Störung direkt verantwortlich gemacht wird, so kann damit denen, die ohnehin viel zu tragen haben, zusätzliches Leid zugefügt werden".

Methodenkritische Überlegungen lassen die Diskrepanz zwischen der Komplexität der Paarforschung einerseits und der Begrenztheit der gegenwärtigen technischen Möglichkeiten andererseits deutlich werden. In der eigenen Untersuchung wurde versucht, die Flexibilität des klinischen Interviews mit der Genauigkeit des Fragebogen-Verfahrens zu kombinieren.

Es konnten 103 repräsentativ ausgewählte Klinikpatienten, die entweder an einem schizophrenen oder an einem depressiven Syndrom litten, erfasst werden. Die Patienten und ihre Ehepartner wurden in mehreren Einzelsitzungen untersucht. Das Einverständnis zur Teilnahme an der Studie war von seiten der Ehepartner nicht immer einfach motiviert. Viele erhofften sich — obwohl sie über den Zweck der Untersuchung orientiert worden waren — therapeutische Hilfe für ihre kranken Angehörigen. Manche erwarteten vom ärztlichen Untersucher Vorhaltungen oder Kritik an ihrem Verhalten gegenüber dem Patienten und verblieben zu Beginn des Interviews in einer vorsichtigen Abwehrhaltung. Es trat in der Regel erst eine Lockerung im Gesprächsablauf ein, wenn die Ehepartner verspürten, dass der Untersucher ihren eigenen Erfahrungen und Erlebnissen Gewicht zumass. Als nicht wertfreie Voraussetzung der Untersuchung ist auch der Wille des Autors zu nennen, den Angehörigen Verständnis und Teilnahme entgegenzubringen und nicht, vor allem beim Partner, nach ätiologischen Faktoren für die Erkrankung der Patienten zu suchen.

Die Exploration der Ehepartner wurde in einem semistrukturierten Interview durchgeführt. Die Einschätzung der subjektiven Angaben der Ehepartner nach vorgegebenen Kategorien erwies sich in einer zusätzlich durchgeführten Interrater-Überprüfung als zuverlässig. Was die Mitarbeit der Ehepartner und der Patienten im Ausfüllen der zusätzlich mitgegebenen Fragebogen (Giessen-Test, Eigenschaftswörterliste nach Janke und Debus) betrifft, so konnte festgestellt werden, dass die meisten Befragten im Umgang mit Fragebogen Erfahrung hatten und an den Testergebnissen eigenes Interesse zeigten. Auf Wunsch eines Teils der Ehegatten besprach der Untersucher nachträglich die Testergebnisse mit den Ehepaaren.

Die Studie ging von *psychiatrisch hospitalisierten Patienten* aus. Damit wurden von vornherein bestimmte Kranke unter den schizophrenen und depressiven Patienten selektioniert, die besonders selbstgefährdet, fremdgefährlich oder pflegebedürftig waren. Daneben dürften soziale sowie familiäre Auslösefaktoren eine wichtige Rolle gespielt haben.

Eine solche systematisch erfasste Auswahl von Klinikpatienten, die auch schwerste psychotische Zustandsbilder mit einschliesst, brachte sowohl Vor- wie Nachteile mit sich. Sie ermöglichte besser, als dies eine Stichprobe von weniger Behinderten erlaubt hätte, die Anpassungsleistung der Ehepartner zu studieren. Anderseits führte sie dazu, dass der Untersuchungssituation unter Umständen schwere Spannungen zwischen den Ehegatten vorausgingen. Um derartige Einflüsse auf die gegenseitige Beurteilung zu minimalisieren und um die Gesprächsfähigkeit der Patienten voraussetzen zu können, wurde die Fragebogenerhebung bei den Kranken erst nach Abklingen der akuten Symptomatik durchgeführt.

Die Untersuchung überprüfte durch kontrollierte Gegenüberstellung eines depressiven und eines schizophrenen Untersuchungskollektivs die *Hypothesen,* dass das Persönlichkeitsbild und das Verhalten der Ehepartner sowie die interpersonale Paarbeziehung mit der diagnostisch charakterisierten Verhaltensstörung der Patienten im Zusammenhang stehen. Daneben wurde der Einfluss weiterer psychosozialer Faktoren (Alter, Geschlecht, soziale Schicht, bisheriger Krankheitsverlauf des Patienten, „prämorbide" Ehebeziehung) auf die Paarbeziehung studiert. Dabei erwiesen sich die krankheitsbedingte Behinderung des Patienten und die Art der vorausgehenden Ehebeziehung als wesentlichste Einflussgrössen.

Zur Bedeutung der individuellen Krankheitsdiagnostik des Patienten für die Paarbeziehung

Die klinische Diagnose des Patienten stellt einen Versuch dar, die beim einzelnen Individuum festgestellte Symptomatologie in abstrakter Weise zu charakterisieren. Bezüglich der Abgrenzung von depressiven und schizophrenen Syndromen lassen sich bei gleicher schulischer Ausrichtung sehr gute Beurteilerübereinstimmungen erzielen (Baumann und Woggon, 1979).

Nun ist die Bedeutung der diagnostisch klassifizierten Symptomatologie für die Paarbeziehung unter den verschiedenen Familienforschern stark umstritten. Einerseits stellt zum Beispiel Hoffmann (1976) pointiert fest, dass das depressive (oder schizophrene) Verhalten die einzige bekannte einheitliche Einflussgrösse ist, die das Familienleben solcher Paare in jedem Fall prägt. Andererseits lehnen manche systemtheoretisch orientierten Familienforscher eine Differenzierung der Familie nach individuellen Krankheitsdiagnosen ab, da „das Zusammenkleben von individuellen Diagnosen und Familienproblemen das Risiko inhomogener Gleichungen wissenschaftlich nicht kleiner, sondern grösser" mache (Kaufmann 1972).

Nach dem letztgenannten Standpunkt ist allerdings auch nicht von einer gestörten Familiendynamik auf ein bestimmtes Krankheitsbild des Patienten zu schliessen. Trotzdem werden sozio- und familiendynamische Modellvorstellungen in theoretisch und sachlich unangemessener Weise immer öfter so angewendet, dass Angehörige von psychiatrischen Patienten schon von vornherein selber psychopathologisch auffällig erscheinen. Die vorliegenden Untersuchungsbefunde widersprechen dieser Annahme. Wenn abnorme Persönlichkeiten resp. deviante Einstellungen der Ehepartner von spezifischer und ausschlaggebender Bedeutung für schizophrene oder (endogen-) depressive Erkrankungen wären, so müsste sich dies in den Untersuchungsbefunden bei der relativ grossen Zahl von Probanden niederschlagen, sei es im erhobenen Selbstkonzept der 103 Ehepartner oder in der Fremdbeurteilung durch den Patienten. Beides ist gerade *nicht* der Fall.

1. *Das durchschnittliche Persönlichkeitsbild der untersuchten Ehepartner ist demjenigen der Normalbevölkerung ähnlich.* Sowohl die Ehepartner depressiver wie die Ehepartner schizophrener Patienten weisen im Giessen-Test eine homogene Fächerung des Persönlichkeitsbildes auf, wobei ausserordentliche Beantwortungsmuster selten sind. Insbesondere ist das Antwortmuster der weiblichen Ehepartner schizophrener und depressiver Patienten mit den Durchschnittswerten einer deutschen Repräsentativerhebung deckungsgleich. Männliche Ehepartner monopolar-depressiver Patientinnen stellen sich als umso „gefügiger" dar, je häufiger ihre Frauen an depressiven Krankheitsphasen gelitten haben.

Auch bezüglich der psychiatrischen Morbidität finden sich keine Unterschiede zwischen den Ehepartnern depressiver und schizophrener Patienten. Von den 18 Ehepartnern, die wegen eines psychischen Leidens selber in ambulanter oder stationärer psychiatrischer Therapie gestanden sind, haben ebensoviele vor Ersterkrankung des Patienten wie nachher psychiatrische Hilfe gesucht.

Sowohl die eigenen wie die im Literaturüberblick angegebenen Befunde liefern keine Hinweise, die eine generelle Psychopathologisierung der Ehepartner psychotischer Patienten rechtfertigen liessen.

2. Im Gegensatz zur individuellen Charakterisierung der Ehepartner lassen sich *auf interindividueller Ebene* interessante Verflechtungen zwischen gesundem und krankem Ehegatten beschreiben. Wenn die Giessen-Test-Protokolle der beiden Ehegatten nicht einzeln im Sinne der Selbstkonzeptforschung, sondern gemeinsam mit Hilfe der Rollentheorie interpretiert werden, finden sich zwischen Paaren mit einem schizophrenen und mit einem depressiven Patienten resp. gesunden Kontrollpersonen deutlich unterschiedliche Beziehungsmuster.

Bei den Paaren mit einem depressiven Patienten fällt eine komplementäre Rollenverteilung auf. Der depressive Patient nimmt die negative Position ein und idealisiert seinen Partner, indem er ihn noch positiver einschätzt als dieser sich selber. Sein Ehepartner nimmt die komplementäre Stellung ein, indem er sich eher positiv beurteilt und den Patienten noch in grösserem Gegensatz zu sich selber sieht, als dies der Selbsteinschätzung des Patienten entspricht. Diese gegenseitige Fixierung in komplementären Positionen erscheint deshalb von Bedeutung, weil die wechselseitige Einschätzung der Ehegatten die Selbstwahrnehmungen beeinflusst. Wenn die Selbstablehnung des Depressiven mittels einer analogen Einstellung durch den Partner gefördert wird, dann könnte dieser Interaktionszirkel — wenn er über längere Zeit aufrechterhalten wird — zur Fixierung oder Vertiefung der depressiven Stimmungslage des Patienten beitragen.

Es ist aber zu berücksichtigen, dass die Selbst- und Fremdeinschätzung der Ehegatten keine Wertung der Persönlichkeit implizieren und keine unveränderlichen Persönlichkeitsmerkmale wiedergeben.

Bei Paaren mit einem schizophrenen Patienten ist die Rollenverteilung zwischen den Gatten weniger klar definiert. Schizophrene Patienten und ihre Ehepartner beurteilen sich gegenseitig widersprüchlicher. Ähnlich wie die einzelnen schizophrenen Patienten in ihrem dissoziierten Denken und in ihrer depersonalisierten Wahrnehmung an einer Syntheseunfähigkeit (Benedetti 1975) leiden, so erscheinen auch die Paarbeziehungen Schizophrener uneinheitlicher und widerspruchsvoller strukturiert.

Ehepaare einer deutschen Repräsentativerhebung bilden im Vergleich zu Paaren mit einem schizophrenen und einem depressiven Patienten eher symmetrische Paarmuster.

Wie diese verschiedenen Paarkonstellationen zustande kommen, bleibt offen. Es ist jedoch hervorzuheben, dass über die festgestellten Gemeinsamkeiten hinaus jedes Paar seine „individuellen" Merkmale (d.h. seine persönlich aufgebaute Beziehungsstruktur) hat und dass es eine typische „depressive Ehe" oder „schizophrene Ehe" in dieser Form nicht gibt.

Zur Bedeutung des Krankheitsverlaufs des Patienten für die Paarbeziehung

Die Krankheit des Patienten stellt eine wesentliche Belastung für die Ehebeziehung dar. Schweregrad und Verlaufstendenz der schizophrenen und depressiven Erkrankungen wurden mittels zweier verschiedener Untersuchungskriterien bestimmt. Zum einen lieferte die Anzahl der im Verlauf der Ehe erfolgten psychiatrischen Hospitalisationen einen indirekten Hinweis auf die Schwere des Krankheitsbildes. Zum zweiten wurde die soziale Behinderung des Patienten und der zeitliche Verlauf der Krankheit in Anlehnung an die Kategorien von Bleuler (1972) und Angst (1978, 1980) eingeschätzt.

1. *Der bisherige Krankheitsverlauf der untersuchten Patienten steht* (unabhängig vom Alter der Betroffenen) *in enger Beziehung zum Selbstkonzept und zur Befindlichkeit der Ehepartner.* Ehepartner von chronischen oder rezidivierend kranken Patienten sehen sich sozial unattraktiver, kontrollierter und verschlossener als Ehepartner von neuerkrankten Patienten. Ihrer Selbstschilderung kommt ein Zug des vorsichtigen Misstrauens, der Zurückhaltung und des Zurückgesetztseins zu. Diese Haltung dürfte ihnen Schutz vor neuen Enttäuschungen bieten. So werden Ehepartner von chronischen Patienten in ihrer Befindlichkeit — wie sie mittels der Eigenschaftswörterliste von Janke und Debus gemessen worden ist — durch die Hospitalisation ihres Partners weniger berührt als die Ehepartner ersterkrankter Patienten. Letztere reagieren viel empfindlicher auf die Hospitalisation ihres Gatten, gerade weil sie bisher durch Krankheitserscheinungen weniger belastet worden sind. Die Untersuchungsbefunde weisen darauf hin, dass die Ehepartner von chronischen oder rezidivierend kranken Patienten sich nicht nur passiv an zum Teil schwerste innerfamiliäre Belastungen gewöhnen, sondern solche Belastungen manchmal auch als „Lebensaufgabe" aktiv übernehmen, so dass ihr Selbstverständnis dadurch geprägt wird.

2. *Der bisherige Krankheitsverlauf ist auch mit der Verhaltensweise der Ehepartner gegenüber dem Patienten gekoppelt.* Ehepartner chronischer Patienten sind in ihren Äusserungen gegenüber dem Patienten in der Krankheitsphase zurückhaltender als Ehepartner akut Kranker. Sie neigen eher dazu, den Patienten als medizinisch krank zu sehen. Sie fühlen sich durch die Spitaleinweisung des Patienten weniger belastet und fördern die Hospitalisation des Patienten aktiver als Ehepartner akuter Patienten.

Es ist versucht worden, das Verhalten der Angehörigen mit der Labeling-Theorie in Zusammenhang zu bringen, wonach chronisches Kranksein die Folge eines sozialen Ausgliederungsprozesses sei (Lemert 1951, Scheff 1963). Diese Vorstellung erscheint jedoch in dieser Form als zu einseitig, um die beobachteten subtilen Bewältigungsversuche der Ehegatten zu fassen. Die vorliegenden Untersuchungsbefunde weisen ebensosehr auf einen tiefgreifenden Anpassungsprozess der Ehepartner an die Verhaltensänderungen der Patienten wie auf eine Abgrenzung vom Kranken hin. Ehepartner schizophrener und depressiver Patienten versuchen in den ersten Krankheitsphasen das deviante Verhalten des Patienten gerade nicht als Geisteskrankheit zu sehen, sondern als einfühlbare und „normale" Reaktion zu verstehen. Ebenso schrecken sie zu Beginn der Erkrankung des Patienten in der Regel vor einer psychiatrischen Hospitalisation zurück. Erst nach längeren Krankheitsverläufen und oft unter erheblichen inneren Widerständen nehmen die Ehepartner den schizophrenen oder depressiven Patienten häufiger als „unbegreiflich krank" wahr. Dabei ist auffällig, dass diese Etikettierung nicht mit einer schlechten Ehebeziehung korreliert.

Zur Bedeutung der „prämorbiden" Ehebeziehung

Generelle Einschätzungen der ehelichen Beziehung sind schwer operationalisierbar. Eheliche Befriedigung ist kein objektiv messbarer Wert, der für verschiedene Paare das gleiche bedeutet. Tiefgehende Probleme können wegen ihrer intimen Bedeutung verschwiegen oder wegen ihrer sozialen Unerwünschtheit herabgemindert werden. Trotz dieser kritischen Vorbehalte hat die vergleichende Einschätzung der ehelichen Befriedigung durch getrennte Befunderhebung (Auskünfte des Ehepartners gegenüber Untersucher, Angabe der Patienten sowie weiterer Fremdpersonen gegenüber behandelnden Ärzten) in der vorliegenden Untersuchung zu übereinstimmenden Daten geführt.

1. Die Art der Ehebeziehung ist nicht in signifikanter Weise vom Alter, der Ehedauer und der sozialen Schicht der Ehegatten abhängig. Sie steht auch nicht in signifikanter Beziehung zum Krankheitsverlauf und zur Diagnose der Patienten. Auch wenn ein ungünstiger Krankheitsverlauf bei disharmonischen Eheverhältnissen etwas häufiger vorkommt, ist zu betonen, dass dennoch *viele Ehepartner in einer als gut eingeschätzten Ehe mit einem schwer behinderten oder chronischen Patienten zusammenleben.*

Diese Befunde widersprechen der Vorstellung, dass schwere Krankheitsverläufe von schizophrenen oder (monopolar-) depressiven Patienten notwendigerweise von tiefgreifenden familiären Spannungen begleitet sind. (Bei reaktiv und neurotisch depressiven Patienten liegen die Verhältnisse allerdings anders).

2. *Die eheliche Befriedigung*, die für die Periode vor der letzten Krankheitsphase erfragt worden ist, *steht in deutlichem Zusammenhang mit dem Persönlichkeitsbild, der Befindlichkeit und der Verhaltensweise der Ehepartner.* Ehepartner, deren Ehebeziehung als gut eingeschätzt wurde, schildern sich im Giessen-Test als sozial erwünschter, stimmungsmässig ausgeglichener, offener und sozial durchsetzungsfähiger als Ehepartner aus „schlechten Ehen". Diese Ergebnisse sind in voller Übereinstimmung mit Quer- und Längsschnittsuntersuchungen an Paaren der Allgemeinbevölkerung (Literaturüberblick bei Barry, 1970), wo glücklich Verheiratete ebenfalls als emotional stabil, selbstbewusst und offen charakterisiert werden. Sie weisen darauf hin, dass Ehen psychotischer Patienten über das Krankheitsgeschehen hinaus bezüglich ihrer ehelichen Befriedigung von ähnlichen Bedingungen abhängig sind wie Ehen „gesunder" Menschen.

Ehepartner aus „guten Ehen" sind in ihrer Befindlichkeit im Zeitpunkt der Erkrankung des Patienten deutlich weniger gestört als Ehepartner aus „schlechten Ehen". Sie schränken in der Krankheitsphase ihre Mitteilungen gegenüber dem Patienten weniger ein und pflegen mehr Kontakte mit den Patienten als Ehepartner aus „schlechten Ehen". Die Befunde bekräftigen die allgemeine familientherapeutische Regel, dass die Art der Ehebeziehung — unabhängig von der Diagnose des Patienten — ein wesentliches Kriterium für die Belastungsbreite und die Anpassungswilligkeit der Ehepartner darstellt.

Befriedigung in der Ehe, Persönlichkeit der Ehegatten und zwischenmenschliche Verhaltensweisen sind eng miteinander verknüpft und bestimmen in analoger Weise wie bei nichtkranken Ehepaaren das familiäre Milieu. Diese durchgängigen paardynamischen Gesetzmässigkeiten ergänzen die spezifischen Problemstellungen der Familien mit einem psychotischen Patienten. Nach dem Gesamteindruck aus den Interviews und der Testauswertung der 103 Ehepaare sowie aus familientherapeutischen Einblicken in einzelne Familien ist sowohl der interaktionelle Gesichtspunkt wie der Krankheitsaspekt von grundsätzlicher Bedeutung. Einerseits lassen sich in den Ehebeziehungen depressiver und schizophrener Patienten paardynamische Beobachtungen genereller Art machen, wie sie bisher in der Literatur breit entwickelt worden sind (im deutschen Sprachraum u.a. von Richter, 1969, 1972, Stierlin, 1975, 1978, Willi, 1975, 1978). Andererseits sind diese Paare mit spezifischen Problemen der schizophrenen oder (monopolar-) depressiven Krankheit konfrontiert. Die Grenzen dieser Problembereiche sind allerdings häufig verwischt. In solchen Fällen läuft der Therapeut Gefahr, jenen Problembereich in den

Vordergrund zu rücken, der ihm am nächsten liegt. Er kann als Familientherapeut die Probleme einer Familie, die durch eine psychotische Erkrankung hervorgerufen werden, als Familienkrise verkennen oder er kann als Einzeltherapeut die stabilisierende Funktion, die ein Krankheitssymptom des Patienten für den Partner hat, missachten. In beiden Fällen droht die wirkliche Problematik des psychotischen Patienten und seines Ehegatten zu kurz zu kommen.

Die betroffenen Ehepartner haben im Interview in auffallender Weise weniger die Auswahl der psychiatrischen Behandlungsverfahren und die damit erzielten Erfolge kritisiert, als vielmehr in grosser Zahl den Mangel an Kooperationsbereitschaft beklagt, welchen sie von seiten der Ärzte zu verspüren glaubten. Sie fühlten sich in ihrer Notlage häufig unverstanden und wünschten sich mehr Information, mehr Beratung und mehr Hilfe im Umgang mit dem akut oder chronisch kranken Patienten. Diese Kritik ist als Appell zu verstehen, ihrer Lebenssituation an der Seite des schizophrenen oder depressiven Menschen offener zu begegnen und ihr Zusammenleben mit einem Kranken nicht von vornherein als abnorm oder schuldhaft zu entwerten.

5 Anhang

Tabelle A1. Geschlechtsspezifischer Vergleich der Erstaufnahmen und der Wiederaufnahmen verheirateter Patienten (Jahresstatistik 1980 der Psychiatrischen Universitätsklinik Zürich)

	ICD 295: Schizophrene Störungen		ICD 296.1: Depressionen bei Affekt-psychosen ICD 296.3		alle ICD:	Alle verheirateten Hospitalisierten
	männlich	weiblich	männlich	weiblich	männlich	weiblich
Erstaufnahme	11	15	7	9	111	73
Wiederaufnahme	24	54	8	18	76	103
Total	35	69	15	27	187	176

Tabelle A2. Kurzbeschreibung der Standardskalen des Giessen-Test (GT) (Beckmann und Richter 1972)

LINKS **RECHTS**

Skala 1: Soziale Resonanz

negativ sozial resonant (NR)
unattraktiv, unbeliebt, missachtet, in der Arbeit kritisiert, nicht durchsetzungsfähig, an schönem Aussehen desinteressiert

positiv sozial resonant (PR)
anziehend, beliebt, geachtet, in der Arbeit geschätzt, durchsetzungsfähig, an schönem Aussehen interessiert

Skala 2: Dominanz

dominant (DO)
häufig in Auseinandersetzungen verstrickt, eigensinnig, gern dominierend, begabt zum Schauspielern, schwierig in enger Kooperation, ungeduldig

gefügig (GE)
selten in Auseinandersetzungen verstrickt, fügsam, sich gern unterordnend, unbegabt zum Schauspielern, unschwierig in enger Kooperation, geduldig

Skala 3: Kontrolle

unterkontrolliert (UK)
unbegabt im Umgang mit Geld, unordentlich, bequem, eher pseudologisch, unstetig, fähig zum Ausgelassensein

überkontrolliert (ZW)
begabt im Umgang mit Geld, überordentlich, übereifrig, eher wahrheitsfanatisch, stetig, unfähig zum Ausgelassensein

Skala 4: Grundstimmung

hypomanisch (HM)
selten bedrückt, wenig zur Selbstreflektion neigend, wenig ängstlich, kaum selbstkritisch, Aerger eher herauslassend, eher unabhängig

depressiv (DE)
häufig bedrückt, stark zur Selbstreflektion neigend, sehr ängstlich, sehr selbstkritisch, Aerger eher hineinfressend, eher abhängig

Skala 5: Durchlässigkeit

durchlässig (DU)
aufgeschlossen, anderen nahe, eher viel preisgebend, Liebesbedürfnisse offen ausdrückend, eher vertrauensselig, intensiv in der Liebe erlebnisfähig

retentiv (RE)
verschlossen, anderen fern, eher wenig preisgebend, Liebesbedürfnisse zurückhaltend, eher misstrauisch, in der Liebe wenig erlebnisfähig

Skala 6: Soziale Potenz

sozial potent (PO)
gesellig, im heterosexuellen Kontakt unbefangen, sehr hingabefähig, deutlich konkurrierend, fähig zu Dauerbindung, phantasiereich

sozial impotent (IP)
ungesellig, im heterosexuellen Kontakt befangen, wenig hingabefähig, kaum konkurrierend, kaum fähig zu Dauerbindung, phantasiearm

Tabelle A3. Bestimmungsweise und Kategorienbildung der psychosozialen Variablen

Variable	Bestimmungsweise	Kategorisierung
Soziale Schicht des Paares	Beruf des Ehemannes gemäss Interview	I obere Schicht II mittlere Mittelschicht III untere Mittelschicht IV obere Unterschicht V untere Schicht gemäss Kleining und Moore (1968)
Alter des Ehepartners	Interview	Stufeneinteilung in Jahren
Ehedauer des Paares	Interview	Stufeneinteilung in Jahren
Art der "prämorbiden" Ehebeziehung	a) Interview b) Krankengeschichte	I harmonisch, sehr gut II recht, durchschnittlich III problematisch, unbefriedigend IV schlecht, chaotisch
Hospitalisationshäufigkeit des Patienten (seit Eheschluss)	Krankengeschichte	Stufeneinteilung in absolute Zahlen
Bisheriger Krankheitsverlauf	Krankengeschichte	I eine Krankheitsphase, sonst gesund, (nicht psychotisch und voll arbeitsfähig, Krankheitsphase kürzer als 3 Jahre) II rezidivierende Krankheitsphasen, im Intervall gesund (gleiche Kriterien wie 1) III rezidivierende Krankheitsphasen, im Intervall mittelschwer handicapiert (teilweise arbeitsunfähig und/oder psychopathologisch mittelschweres Residualsyndrom (mittelschwerer schizophrener "Defektzustand", dauernde Stimmungsschwankungen, dauernde Subdepressivität) IV rezidivierende Krankheitsphasen, im Intervall schwer handicapiert (vollständige Arbeitsunfähigkeit und/oder psychopathologisch schweres Residualsyndrom (schwerer schizophrener Defektzustand, dauernde schwere Depression) V chronische Krankheit (über 3 Jahre andauernd) mit mittelschwerem Handicap (Kriterien wie bei 3) VI chronische Krankheit (über 3 Jahre andauernd) mit schwerem Hanicap (Kriterien wie bei 4)

Tabelle A4. Interkorrelation der psychosozialen Variablen (Spearman Korrelationskoeffizienten) im Gesamtkollektiv (n = 103)

	Soziale Schicht	Alter des Ehepartners	Ehedauer	Art der Ehebeziehung	Hospitalisationshäufigkeit	Krankheitsverlauf
Soziale Schicht		0.039	− 0.078	0.014	0.059	0.003
Alter der Ehepartner			0.595	− 0.027	0.301	0.284
Ehedauer				− 0.024	0.216	0.236
Art der Ehebeziehung					0.067	0.071
Hospitalisationshäufigkeit						0.487

───── p < 0,1 (Tendenz) ═════ p < 0,05 ▭▭▭ p < 0,01

Tabelle A5. Durchschnittsalter und durchschnittliche Ehedauer der Probanden im Gesamtkollektiv (n = 103)

	Altersdurchschnitt der Patienten $\bar{x}$ s	Altersdurchschnitt der Ehepartner $\bar{x}$ s	Durchschnittliche Ehedauer $\bar{x}$ s
Schizophrenie	42,1 ± 9,89	44,5 ± 12,68	14,7 ± 7,69
Mischpsychose	45,2 ± 8,19	47,7 ± 10,32	17,9 ± 9,59
Schizophrenes Untersuchungskollektiv: Schizophrenie und Mischpsychose zusammen	43,0 ± 9,46	45,3 ± 11,98	15,5 ± 8,33
Monopolar depressive Affektpsychose	48,0 ± 11,91	47,3 ± 10,43	19,6 ± 10,20
"Andere Depressionen"	43,7 ± 13,31	45,7 ± 15,44	14,5 ± 11,57
Depressives Untersuchungskollektiv: Monopolare und andere Depressionen zusammen	46,2 ± 12,59	46,6 ± 12,73	17,4 ± 11,05
Gesamtkollektiv	44,6 ± 11,18	45,9 ± 12,31	16,3 ± 9,75

Tabelle A6. Zeitliche Lokalisation der ersten psychiatrischen Hospitalisation in der Ehe der Probanden (n = 103)

	Ehedauer bis zur ersten Hospitalisation				durchschnittliche Ehedauer bis erste Hospitalisation	Ehedauer seit ersten Hospitalisation				durchschnittliche Ehedauer seit ersten Hospitalisation
	1-2	3-5	6-10	11-20	≥21 J		1-2	3-5	6-10	11-20	≥21 J	
Schizophrenie	7	4	11	14	1	9,8 ± 6,9	20	6	5	5	1	7,9 ± 5,9
Mischpsychose	6	3	2	2	2	8,3 ± 9,2	4	0	4	6	1	11,9 ± 7,3
Monopolar depressive Affektpsychose	3	2	6	8	10	15,5 ± 10,2	16	6	3	3	1	6,9 ± 6,1
"Andere Depressionen"	5	3	5	5	4	11,9 ± 9,6	16	2	3	1	0	5,9 ± 4,2
Gesamtkollektiv	21	12	24	29	17	11,7 ± 9,1	56	14	15	15	3	8,2 ± 6,3

Tabelle A7. Mittelwerte der Giessen-Skalen des Gesamtkollektivs und der deutschen Repräsentativerhebung (GT-Selbstbild)

	Gesamtkollektiv (depressives und schizophrenes Untersuchungskollektiv)			Repräsentativerhebung		
	Männer (n = 56) $\bar{x}$ ± s	Frauen (n = 42) $\bar{x}$ ± s	alle (n = 98) $\bar{x}$ ± s	Männer (n = 200) $\bar{x}$	Frauen (n = 200) $\bar{x}$	alle (n = 400) $\bar{x}$ ± s
Skala I	27,86 ± 4,85	27,71 ± 5,50	27,79 ± 5,12	28,1	28,5	28,3 ± 4,8
Skala II	28,29 ± 4,91	27,45 ± 4,22	27,93 ± 4,62	26,4	27,6	26,2 ± 4,8
Skala III	27,21 ± 4,77	28,04 ± 4,41	27,57 ± 4,62	27,3	27,3	27,3 ± 5,0
Skala IV	23,57 ± 6,80	25,97 ± 5,80	24,60 ± 6,50	22,7	24,6	23,7 ± 5,3
Skala V	24,23 ± 6,03	22,52 ± 4,80	23,50 ± 5,50	22,0	22,6	22,3 ± 5,4
Skala VI	21,46 ± 5,32	20,81 ± 4,43	21,18 ± 4,92	19,9	20,2	20,1 ± 5,0

Tabelle A8. Mittelwerte der Giessen-Skalen der Ehepartner des schizophrenen und depressiven Untersuchungskollektivs

	depressives Untersuchungskollektiv (monopolare und andere Depressionen)			schizophrenes Untersuchungskollektiv (Schizophrenien und Mischpsychosen)		
	Männer (n = 28) $\bar{x}$ ± s	Frauen (n = 23) $\bar{x}$ ± s	alle (n = 51) $\bar{x}$ ± s	Männer (n = 28) $\bar{x}$ ± s	Frauen (n = 19) $\bar{x}$ ± s	alle (n = 47) $\bar{x}$ ± s
Skala I	28,25 ± 4,40	27,39 ± 6,29	27,86 ± 5,29	27,46 ± 5,32	28,10 ± 4,53	27,73 ± 4,97
Skala II	28,92 ± 5,38	27,47 ± 5,11	28,27 ± 5,26	27,64 ± 4,39	27,42 ± 2,90	27,55 ± 3,82
Skala III	27,28 ± 5,36	28,13 ± 5,05	27,66 ± 5,19	27,14 ± 4,19	27,94 ± 3,71	27,46 ± 3,97
Skala IV	22,67 ± 6,81	25,65 ± 5,70	24,01 ± 6,45	24,46 ± 6,76	26,36 ± 6,07	25,23 ± 6,57
Skala V	23,92 ± 6,27	23,13 ± 4,37	23,56 ± 5,46	24,53 ± 5,87	21,78 ± 4,60	23,42 ± 5,51
Skala VI	22,07 ± 5,65	20,69 ± 5,12	21,45 ± 5,40	20,85 ± 5,00	20,94 ± 3,41	20,89 ± 4,40

Tabelle A9. GT-Skalenwerte der durch Clusteranalyse ermittelten Gruppierungen der Ehepartner des depressiven und schizophrenen Untersuchungskollektivs

	Cluster 1 ("Normalgruppe") (n=48) $\bar{x}$ s	Cluster 2 ("Minusgruppe") (n=8) $\bar{x}$ s	Cluster 3 ("Plusgruppe") (n=9) $\bar{x}$ s	Kruskal – Wallistest
Skala I	27,29 ± 3,38	21,62 ± 2,92	33,11 ± 3,37	p < 0,001
Skala II	27,12 ± 4,04	32,12 ± 4,45	30,55 ± 3,97	p < 0,01
Skala III	26,20 ± 3,49	26,25 ± 4,68	29,22 ± 3,76	n.s.
Skala IV	23,47 ± 5,05	30,37 ± 4,47	24,77 ± 4,81	p < 0,01
Skala V	22,41 ± 4,29	28,75 ± 3,84	18,66 ± 5,50	p < 0,001
Skala VI	21,12 ± 3,96	25,37 ± 4,06	17,22 ± 4,43	p < 0,01

Tabelle A10. Vergleich der diagnostischen Gruppierungen der Patienten mit den Gruppierungen der Ehepartner auf Grund der Clusteranalyse der GT-Selbstbilder (n = 98)

	Schizophrenie	Mischpsychose	Monopolar-depressive Affektpsychose	"andere Depressionen"	Total
Cluster I	18	5	15	'10	48
und Randzone	4	4	3	3	14
Cluster II	2	2	2	2	8
und Randzone	0	0	0	0	0
Cluster III	2	1	4	2	9
und Randzone	3	0	0	1	4
Einzelobjekte	6	4	5	5	20
und Kleinstgruppen	2	0	3	2	7

(Die Summe beträgt mehr als 98, weil die Cluster nicht disjunkt sind und sich in den Randzonen überschneiden, sodass Mehrfachnennungen vorkommen.)

Tabelle A11. Korrelation des GT-Selbstbildes der Ehepartner und der psychosozialen Variablen im Gesamtkollektiv (Spearman Korrelationskoeffizienten) (n = 98)

	Soziale Schicht	Alter des Ehepartners	Ehedauer	Art der Ehebeziehung	Hospitalisationshäufigkeit	Krankheitsverlauf
Skala I	- 0,071	0,010	- 0,010	- 0,225	- 0,200	- 0,135
Skala II	0,198	0,048	0,052	0,063	0,094	0,027
Skala III	- 0,102	0,064	0,018	- 0,043	0,005	0,186
Skala IV	- 0,075	- 0,034	- 0,039	0,257	- 0,122	0,072
Skala V	- 0,028	0,031	- 0,029	0,209	0,164	0,182
Skala VI	- 0,010	0,161	0,080	0,232	0,036	0,167

——— $p \leq 0{,}10$ (Tendenz)   ═══ $p \leq 0{,}05$ ☐ $p \leq 0{,}01$

Tabelle A12. Transformierte GT-Skalenwerte des depressiven Untersuchungskollektivs (n = 44)

	Selbstbild der Ehepartner	Fremdbild der Ehepartner	Selbstbild der Patienten	Fremdbild der Patienten
Skala I	48.409 +/- 9.955	44.136 +/- 12.636	42.614 +/- 13.088	54.432 +/- 9.435
Skala II	50.705 +/- 10.999	43.977 +/- 11.565	47.409 +/- 10.263	48.909 +/- 13.108
Skala III	49.932 +/- 9.967	48.545 +/- 12.091	51.318 +/- 11.261	47.341 +/- 12.676
Skala IV	52.841 +/- 10.781	65.318 +/- 9.285	66.818 +/- 10.303	52.250 +/- 12.091
Skala V	50.000 +/- 9.083	57.159 +/- 11.937	52.568 +/- 12.688	49.477 +/- 9.864
Skala VI	49.409 +/- 10.252	53.318 +/- 11.745	51.614 +/- 13.568	48.500 +/- 9.221

Tabelle A13. Transformierte GT-Skalenwerte des schizophrenen Untersuchungskollektivs (n = 37)

	Selbstbild der Ehepartner	Fremdbild der Ehepartner	Selbstbild der Patienten	Fremdbild der Patienten
Skala I	47.595 ± 8.824	46.324 ± 9.177	45.703 ± 11.590	55.568 ± 9.426
Skala II	50.432 ± 8.186	41.703 ± 12.018	47.378 ± 11.080	46.730 ± 11.710
Skala III	48.216 ± 6.581	49.054 ± 11.082	47.757 ± 9.134	50.324 ± 10.330
Skala IV	56.541 ± 10.404	60.595 ± 9.228	59.622 ± 12.430	52.378 ± 8.814
Skala V	50.135 ± 9.892	51.973 ± 10.774	46.919 ± 10.963	49.081 ± 10.406
Skala VI	48.973 ± 7.975	50.676 ± 9.142	49.351 ± 9.886	48.486 ± 13.062

Tabelle A14. Korrelation der cognitiven Einstellungen der Ehepartner und der psychosozialen Variablen im Gesamtkollektiv (Spearman Korrelationskoeffizienten) (n = 102)

Cognitive Einstellungen der Ehepartner	soziale Schicht	Alter des Ehepartners	Ehedauer	Art der Ehebeziehung	Hospitalisationshäufigkeit des Patienten	Krankheitsverlauf des Patienten
Einschätzung der Krankheit des Patienten (Item 14)	0.043	0.179	0.218	0.006	0.456	0.381
Stellungnahme zur Hospitalisation des Patienten (Item 3)	0.043	0.101	0.072	0.033	0.268	0.188
Wertung des Nutzens früherer Hospitalisationen des Patienten (Item 20)	0.194	-0,259	-0.212	0.220	0.013	0.000
Bewertung der Zusammenarbeit der Klinik mit den Angehörigen (Item 21)	0.117	0.008	0.080	-0.046	0.146	0.073

───── $p < 0,10$ (Tendenz) ═════ $p < 0,05$ ▭ $p < 0,01$

Tabelle A15. Korrelation der emotionalen Reaktionsweisen der Ehepartner und der psychosozialen Variablen (Spearman Korrelationskoeffizienten) (n = 102)

Empfindungen der Ehepartner	soziale Schicht	Alter des Ehepartners	Ehedauer	Art der Ehebeziehung	Hospitalisationshäufigkeit des Patienten	Krankheitsverlauf des Patienten
Angst vor Suicidhandlungen des Patienten (Item 7)	0.132	0.002	0.073	-0.098	-0.139	-0.260
Angst wegen Fremdgefährdung durch Patienten (Item 8)	0.0096	-0.348	-0.248	0.135	0.087	-0.095
Enttäuschung über Verhalten des Patienten (Item 52)	-0.134	0.084	-0.000	0.645	0.131	0.080
Verlassenheitsgefühle (Item 58)	0.232	0.062	-0.065	-0.152	0.116	0.029
zusätzliche Belastung durch Hospitalisation des Patienten (Item 4)	0.0453	0.018	0.064	0.137	0.274	0.278

— $p < 0{,}10$ (Tendenz)   = $p < 0{,}05$ ▭ $p < 0{,}01$

Tabelle A16. Emotionale Auswirkung der psychiatrischen Hospitalisation der depressiven und schizophrenen Patienten auf den Ehepartner (n = 102)

Empfindung der Ehepartner	depressives Untersuchungskollektiv		schizophrenes Untersuchungskollektiv		Gesamtkollektiv	
	n	%	n	%	n	%
eher belastet	12	24,0 %	4	7,7 %	16	15,7 %
sowohl belastet wie entlastet weder belastet noch entlastet	8	16,0 %	13	25,0 %	21	20,6 %
eher entlastet	30	60,0 %	35	67,3 %	65	63,7 %

Tabelle A17. Korrelation der Befindlichkeit der Ehepartner (EWL-Dimensionen) und der psychosozialen Variablen im Gesamtkollektiv (Spearman Korrelationskoeffizienten) (n = 91)

Befindlichkeitsdimensionen des EWL	soziale Schicht	Alter des Ehepartners	Ehedauer	Art der Ehebeziehung	Hospitalisationshäufigkeit des Patienten	Krankheitsverlauf des Patienten
1) Aktiviertheit	-0.039	0.115	0.023	-0.224	-0.053	-0.004
2) Desaktiviertheit	0.148	0.017	-0.055	0.191	0.099	-0.001
3) Müdigkeit	-0.004	-0.015	-0.066	0.027	-0.143	-0.111
4) Benommenheit	0.155	0.056	0.017	0.017	-0.142	0.004
5) Extravertiertheit	0.131	0.129	0.030	-0.242	-0.016	0.064
6) Intravertiertheit	-0.032	0.165	0.051	0.315	0.144	0.041
7) Verträumtheit	-0.024	0.050	0.008	-0.033	0.086	0.016
8) Erregtheit	0.001	-0.069	-0.113	0.055	-0.190	-0.283
9) Empfindlichkeit	0.003	0.137	0.098	0.020	-0.081	-0.258
10) Selbstsicherheit	0.127	0.308	0.204	-0.175	0.029	0.069
11) Ängstlichkeit	0.039	-0.075	-0.052	0.148	-0.039	-0.105
12) Deprimiertheit	-0.014	-0.047	-0.072	0.170	-0.136	-0.118
13) gehobene Stimmung	0.208	0.147	0.103	-0.091	0.178	0.181
14) Aggressivität	0.097	0.042	0.005	0.101	-0.085	-0.044

===== p<0.10 (Tendenz)   ===== p<0.05   ☐ p<0,01

Tabelle A18. Korrelation der Verhaltensparameter der Ehepartner und der psychosozialen Variablen im Gesamtkollektiv (Spearman Korrelationskoeffizienten) (n = 102)

Verhaltensweisen der Ehepartner	soziale Schicht	Alter des Ehepartners	Ehedauer	Art der Ehebeziehung	Hospitalisationshäufigkeit der Patienten	Krankheitsverlauf der Patienten
verbale Zurückhaltung gegenüber Patient (Item 54)	-0.060	0.005	0.011	0.433	0.181	0.175
Einschränkung der Kontaktzeit mit Patient (Item 60)	0.147	0.067	0.018	-0.331	-0.064	-0.241
Reduziertheit der ausserfamiliären Kontakte (Item 59)	0.125	0.168	0.074	-0.159	0.011	0.100
Förderung der Spitaleinweisung der Patienten (Item 2)	0.0487	0.126	0.131	0.009	0.182	0.251

——— p<0.10 (Tendenz)   ═══ p<0,05   ▬▬▬ p<0,01

Tabelle A19. Soziale Beeinträchtigungen der Ehepartner infolge der Erkrankung der Patienten (n = 102)

Angabe der Ehepartner	depressives Untersuchungskollektiv %	schizophrenes Untersuchungskollektiv %	Gesamtkollektiv %
(deutliche bis ausgeprägte) Beeinträchtigung der Kindererziehung (% der Eltern mit minderjährigen Kindern) (Item 45)	11,1 %	15,3 %	13,7 %
(ziemliche bis ausgeprägte) Beeinträchtigung bei Berufsarbeit (% der berufstätigen Männer und Frauen) (Item 36)	10,8 %	18,6 %	15,0 %
(deutliche bis ausgeprägte) Beeinträchtigung der Haushaltsführung (% der weiblichen Ehepartner) (Item 32)	27,3 %	36,8 %	31,7 %
(ziemliche bis ausgeprägte) Haushaltsbelastung (% der männlichen Ehepartner) (Item 28)	57,1 %	45,4 %	50,9 %

Literaturverzeichnis

Ackermann N. W. (1958) The psychodynamics of family life, Basic Books New York
Adams, J.S. (1965): Inequity in social exchange. Berkowitz (Hrsg) Advances in experimental social psychology, VoL 2 Academic press, New York
Alanen, Y.O. (1956) On the personality of the mother and early motherchild relationship of 100 schizophrenic patients. Acta psychiat. neurol. scand. Vol. 31, Suppl 106, 227-234
Alanen, Y.O.: (1958) The mothers of schizophrenic patients. Acta psychiatrica neurologica scand.33, Suppl Nr. 124
Alanen, Y.O. (1974), Kinnunen, P.: Marriage and the development of schizophrenia. Psychiatria Fennica 121-143
Alanen, Y.O. (1975), Kinnunen, P.: Marriage and the development of schizophrenia. Psychiatry 38, 346-365
Angst, J. (1966) Zur Ätiologie und Nosologie endogener depressiver Psychosen. Springer-Verlag Berlin-Heidelberg-New York
Angst, J., Perris, J. (1968) Zur Nosologie endogener Depressionen. Vergleich der Ergebnisse zweier Untersuchungen. Arch. Psychiatr. u. Zeitrschr. Neurol. 210, 373-386
Angst, J. (1978) Verlauf endogener Psychosen, in: Finke, J., Tölle, R. (Hrsg) Aktuelle Neurologie und Psychiatrie Bd 3. Springer Berlin, Heidelberg, New York
Angst, J. (1980) Verlauf unipolar depressiver, bipolar manisch-depressiver und schizo-affektiver Erkrankungen und Psychosen. Ergebnisse einer prospektiven Studie. Fortschr. Neurol. Psychiat. 48, 3-30
Arieti, S. (1974) Manic-depressive psychosis. in: S. Arieti: American handbook of psychiatry. New York
Arieti, S. (1977) Psychotherapy of severe depression. Am. J. Psychiatry 134, 864-868
Arieti, S., Bemporad, J. (1978) Severe and mild depression. Basic books N.Y.
Baer, R. (1975) Die sozialpsychiatrische Prognose der zyklothymen Depression. Georg Thieme Verlag, Stuttgart
Baron, M., Mendlewicz, J., Grün, R., Asnis, L., Fieve, RR. (1981) Assortative mating in affective disorders. Journal of affective disorders 3, 183-192
Barrett, J.E., Kuriansky, J., Gurland, B. (1972) Community tenure following emergency discharge Amer. J. Psychiat. 128, 958-964
Barry, W.A. (1970) Marriage research and conflict: an integrative review. Psychological Bulletin 73, 41-54
Bateson, G., Jackson, D., Haley, J., Weakland, J. (1969) Schizophrenie und Familie, Suhrkamp Verlag Frankfurt
Battegay, R., Rauchfleisch, U., von Schlieffen, H. (1972) Soziökonomische Determinanten der Psychiatrischen Universitätsklinik Basel. Schweiz. Arch. Neurol. Psychiat. 111, 67-87
Baumann, U., Dittrich, A. (1976) Überprüfung der Fragebogendimension P (Psychotizismus) im Vergleich zu Extraversion und Neurotizismus. Zeitschrift für klin. Psychol. 5, 1-23
Baumann, U., Woggon, B. (1979) Interrater-Reliabilität bei Diagnosen, AMP-Syndromen und AMP-Symptomen. Arch. Psychiat. Nervenkr. 227, 3-15
Becker, J. (1974) Depression: Theory and research. Winston and sons, Washington
Becker, J. (1963) „Good premorbid" schizophrenic wives and their husbands, Family process 2, 34-51
Beckmann, D., Richter, H.E. (1972) Giessen-Test (GT). Verlag Hans Huber Bern
Beckmann, D., Maack, N. (1978): Zum Problem der Personen-Wahrnehmung-Interaktionsdiagnostik bei Ehepaaren mit dem Giessen-Test. Med. Psychol 4, 114-129

Beckmann, D., Junker, H. (1973) Ehepaarstrukturen im Giessen-Test (GT) Z. Psychother. med. Psychol. 23, 140-150
Beckmann, D., Richter, H.E. (Hrsg) (1979) Erfahrungen mit dem Giessen-Test (GT) Verlag Hans Huber Bern
Benedetti, F., Kind, H., Mielke, F. (1957) Forschungen zur Schizophrenielehre 1951-1955. Thieme Verlag Stuttgart
Benedetti, G., Kind, H. (1969) Forschungen zur Schizophrenielehre 1956-1965. Wissenschaftliche Buchgesellschaft Darmstadt
Benedetti, G., Rauchfleisch, U. (unter Mitarbeit von: R. Battegay, H. Benedetti-Straub, R. Rauchfleisch-Malisius) (1975) Die Schizophrenie in unserer Gesellschaft, Forschungen zur Schizophrenielehre 1966-1972. Thieme-Verlag Stuttgart
Benedetti, G. (1975) Ausgewählte Aufsätze zur Schizophrenielehre. Vandenhoeck und Ruprecht, Göttingen
Berman, E.M., Lief, H.J. (1976) Ehetherapie in der amerikanischen Psychiatrie: Ein Überblick. Familiendynamik 3, 238-266
Bleuler, M. (1972) Die schizophrenen Geistesstörungen im Lichte langjähriger Kranken- und Familiengeschichten. Georg Thieme Verlag Stuttgart
Blöschl, L. (1976) Zur intra- und extrafamiliären Kontaktstruktur depressiver Patientinnen, Psychologische Beiträge 18, 465-480
Blöschl, L. (1978) Psychosoziale Aspekte der Depression. Verlag Hans Huber, Bern, Stuttgart, Wien
Bonney, J. (1974) Zur Diagnostik gestörter Ehepaarstrukturen mit dem Giessen-Test. Diplomarbeit, Giessen
Bowen, M. (1975) Die Anwendung von Familientheorien in der klinischen Praxis. Ehen, Zentralblatt für Ehe- und Familienkunde 12, 1-38
Bowlby, J. (1977) The making and braking of affectional bonds: I Aetiology and psychopathology in the light of attachement theory. Brit. J. Psychiat. 130, 201-210
Bretz, J. (1975) Family therapy in treatment of a depressed patient. Psychiatric opinion 12, 38-42
Briscoe, C.W., Smith, J.B. (1973) Depression and marital turmoil. Arch. Gen. Psychiatry 29, 811-817 (a)
Briscoe, C.W., Smith, J.B., Robins, E., Marten, S., Gaskin, F. (1973) Divorce and psychiatric disease. Arch. gen. Psychiatry 29, 119-125 (b)
Brown, G.W., Monck, E.M., Carstairs, G.M., Wing, J.K. (1962) The influence of family life on the course of schizophrenic illness. Brit. J. of Preventive and social medicine 16, 55-68
Brown, G., Bone, M., Dalison, B., Wing, J. (1966) Schizophrenia and social care. Oxford University Press London
Brown, G.W. (1972) Die Familien der schizophrenen Patienten, in: von Cranach, M., Finzen, A. (Hrsg) Sozialpsychiatrische Texte. Springer Verlag Berlin, Heidelberg, New York
Brown, G., Birley, J., Wing, J. (1972) Influence of family life in the course of schizophrenic disorders: A replication Brit. J. Psychiat. 121, 241-258
Bruns, M., Wöbbe, E. (1977) Untersuchungen zur Struktur der Paarbeziehungen herzneurotischer und neurotisch-depressiver Patienten mit dem Giessen-Test. Diplomarbeit Göttingen.
Buck, C.W., Ladd, K.L. (1965) Psychoneurosis in marital partners. Brit. J. Psychiat. 111, 587-590
Buddeberg, C., Kesselring, V. (1978) Ehen Schizophrener – Struktur und Dynamik. Psychiat. Prax. 5, 118-126
Cammer, L. (1971) Family feedback in depressive illnesses. Psychosomatics 12, 127-132
Chin-Shong, E. (1968) Rejection of the mentally ill: a comparison with the findings on ethic prejudice. Dissertation, Columbia University, New York
Clausen, J. (1959) The marital relationship antecedent to hospitalisation of a spouse for a mental illness. Presented at the annual meeting of the american Sociological Association Chicago September 1959
Cohen, M.B., Baker, G., Cohen, R.A., Fromm-Reichmann, F., Weigert, E.A. (1954) An intensive study of twelve cases of manic depressive psychoses. Psychiatry 17, 103-137
Coleman, R.E., Miller, A.G. (1975) The relationship between depression and marital maladjustment in a clinic population. A multitrait-multimethod study. J. of consulting and clinical psychology 43, 647-651

Collins, J., Kreitman, N., Nelson, B., Troop, J. (1971) Neurosis and marital interaction III Family roles and functions. Brit. J. Psychiat. 119, 233-241
Coyne, J.C. (1976) Toward an interactional description of depression, Psychiatry 39, 28-40
Coyne, J.C. (1976) Depression and the response of others, J. Abnorm. Psychol. 85, 186-193
Crago, M.A. (1972) Psychopathology in married couples. Psychological Bulletin 77, 114-128
Cromwell, R.E., Olson, D.H., Fournier, D.G. (1976) Tools and technics for diagnosis and evaluation in marital and family therapy. Family Process 15, 1-49
Demers, R.G., Davis, L.S. (1971) The influence of prophylactic Lithium treatment on the marital adjustment of manic-depressives and their spouses. Comprehensive Psychiatry 12, 348-353
de Jong, R., Hoffmann, N., Linden, M. (Hrsg.) (1980) Verhaltensmodifikation bei Depressionen. Fortschritte der klinischen Psychologie 23, Urban und Schwarzenberg München
Dohrenwend, B.P., Dohrenwend, B.S. (1976) Sex differences and psychiatric disorders AJS 6, 1447-1454
Dunner, D.L., Fleiss, J.L., Addozionio, G., Fieve, R.R. (1976) Assortative mating in primary affective disorder. Biol. Psychiat. 11, 43-51
Dupont, R.L., Grunebaum, H. (1968) Willing victims: the husbands of paranoid women. Amer. J. Psychiat. 125, 151-159
Dupont, R., Ryder, R., Grunebaum, H. (1971) Un unexpected result of psychosis in marriage. Amer. J. Psychiat. 128, 735-738
Dutka et al (1978) Der Sozialpartner von Depressiven. Z. klin. Psychol. Psychoth. 26, 247-255
Egger, H. (1942) Zum Problem der Gattenwahl Schizophrener. Z. ges. Neurol. Psychiat. 174, 353-396
Eicke-Spengler, M. (1977) Zur Entwicklung der psychoanalytischen Theorie der Depression. Psyche 12, 1079-1125
Ernst, K. (1956) „Geordnete Familienverhältnisse" späterer Schizophrener im Lichte einer Nachuntersuchung. Arch. Psychiatr. u. Zeitschr. Neurol. 194, 355-367
Ernst, K. (1956) Die Bedeutung der Psychose für die Angehörigen. Psyche 10, 510-514
Ernst, K. (1975) Psychiatrische Institution und Lebensqualität. Jahrbuch der Neuen Helvetischen Gesellschaft
Ernst, Th., Kupper, U. (1978) Die Persönlichkeit von Ehepartnern monopolar Depressiver. Lizentiatsarbeit an der Psychiatrischen Universitätsklinik Zürich
Essen-Möller, E. (1956) Individual traits and morbidity in a swedish rural population. Acta psychiat. et neurol. scand. suppl. 100
Feldman, L.B. (1976) Depression and marital interaction. Family Process 15, 389-395
Fisher, L. (1977) On the classification of families. Arch. Gen. Psychiatry 34, 424-433
Fowler, R.C., Tsuang, M.F. (1975) Spouses of schizophrenics: a blind comparative study. Compr. Psychiatr. 16, 339-342
Freeman, H., Simmons, O. (1963) The mental patient comes home. John Wiley & sons, New York
Freeman, H., Simmons, O. (1968) Feelings of stigma among relatives of former mental patients, in: Spitzer, S., Denzin, N. (Hrsg): The mental patient: Studies in the sociology of deviance. Mc Graw-Hill, New York
Frei, R. (1977) Untersuchung zur prämorbiden Persönlichkeit von monopolar und bipolar Depressiven. Arch. Psychiat. Nervenkr. 224, 161-173
Früh, L. (1943) Über die Belastung von Ehegatten Schizophrener. Z. ges. Neurol. Psychiat. 176, 695-741
Gershon, E.S., Dunner, D.L., Stuart, L., Goodwin, F.S. (1973) Assortative mating in the affective disorders. Biol. Psychiat. 7, 63-74
Gershon, E.S., Mark, A., Cohen, N., Belizoni, N., Baron, M., Knobe, K.E. (1975) Transmitted factors in the morbid risk of affective disorders: a controlled study. J. psychiat. Res. 12, 283-299
Gisin, S., Meier, H., Binder, J., Scharfetter, C. (1978) Soziale Schicht und psychische Erkrankung. Schweiz. Arch. Neurol. Neurochir. Psychiatrie 122, 253-269
Gittelman-Klein, R., Klein, D.F. (1968) Marital status as a prognostic indicator in schizophrenia. J. Nerv. Ment. Dis. 147, 289-296
Glatzel, J. (1975) Sozialpsychiatrische Aspekte zyklothymer Depressionen. Nervenarzt 46, 143-151
Goffman, E. (1963) Stigma: Notes on the management of a spoiled identity. Englewood Cliffs, New York

Gouaux, C. (1971) Induced affectiv states and interpersonal attraction. J. of Personality and Social Psychology 20, 37-43

Grad, J., Sainsbury, P. (1968) The effects that patients have on their families in a community care and a control psychiatric service – a two year follow-up. Brit. J. Psychiat. 114, 265-278

Gregory, J. (1959) Husbands and wifes admitted to a mental hospital. J. ment. Sci 105, 457-462

Greene, B.L., Lustig, N., Lee, R.R. (1975) Treatment of marital disharmony where one spouse has a primary affective disorder. J. of Marriage and family counseling 1, 39-50

Greene, B.L., Lustig, N., Lee, R.R. (1976) Marital therapy when one spouse has a primary affective disorder. Amer. J. Psychiatry 133, 828-830

Grosser, J.H. (1966) Social and cultural considerations in the treatment of depression, in: Cole + Wittenborn (Hrsg) Pharmacotherapy of depression. Springfield, J11: C.C. Thomas

Haase, H.J. (1976) Depressionen. Schattauer-Verlag, Stuttgart, New York

Häfner, H. (1978) Der depressive Ehepartner. CIBA-Revue

Hagnell, O. (1966) A prospective study of the incidence of mental disorder. Scandinavian University Books, Lund

Hagnell, O., Kreitman, N. (1974) Mental illness in married pairs in a total population. Brit. J. Psychiat. 125, 293-302

Haley, J. (1972) Critical overview of the present status of family interaction research. In: J.L. Framo (Ed.) Family interaction between family researchers and family therapists. Springer New York

Hamilton, M. (1960) A rating scale for depression. J. Neurol. Neurochir. Psychiat. 23, 56-62

Hammen, C.L., Peters, S.D. (1977) Differential responses to male and female depressive reactions. J. of Consulting and clinical Psychology 45, 994-1001

Hammen, C.L., Peters, S.D. (1978) Interpersonal consequences of depressions: Responses to men and women enacting a depressed role. J. Abnorm. Psychol. 87, 322-332

Hans, M.B., Koeppen, A.H. (1980) Huntington's Chorea Its Impact on the Spouse. J. Nerv. Ment. Dis. 168, 209-214

Harrow, M., Fox, D.A., Detre, T. (1969) Self-concept of the married psychiatric patient and his mate's perception of him. J. of consulting and clinical psychology 33, 235-239

Hatfield, A. (1978) Psychological costs of schizophrenia to the family. Social work 23, 355-359

Heimann, H., Giedke, H. (Hrsg) (1980) Neue Perspektiven in der Depressionsforschung. Verlag Hans Huber, Bern, Stuttgart, Wien

Heins, T. (1978) Marital interaction in depression. Australian and New Zealand Journal of Psychiatry 12, 269-275

Hell, D. (1976) Miterlebte Gruppendynamik in zehn Familien mit einem schizophrenen Angehörigen. Gr. Ther. Gr. Dy 10, 175-190

Hell, D. (1978) Beobachtungen zum Familienleben von Schizophrenen – als Besucher bei Schizophrenen zu Hause. Psychother. med. Psychol. 28, 16-21

Hell, D. (1980) Die Sozial- und Familienbeziehungen Depressiver. Fortschr. Neurol. Psychiat. 48, 447-457

Herz, M.J., Endicott, J., Spitzer, R.L. (1976) Brief versus standard hospitalisation. The families. Amer. J. Psychiatry 133, 795-801

Hill, R., Hansen, D.A. (1960) The identification of conceptual frameworks utilized in family study. Marr. fam. Living 22, 299-312

Hinchliffe, M., Hooper, D., Roberts, F.J., Vaughan, P.W. (1977) The melancholy marriage; an inquiry into the interaction of depression, Part II: Expressiveness. Brit. J. Med. Psychol. 50, 125-142

Hinchliffe, M.K., Hooper, D., Roberts, F.J. (1978a) The melancholy marriage. John Wiley and Sons Chichester-New York-Brisbane-Toronto

Hinchliffe, M.K., Vaughan, P.W., Hooper, D., Roberts, F.J. (1978b) The melancholy marriage: An inquiry into the interaction of depression. Part III: Responsiveness. Br. J. Med. Psychol. 51, 1-13

Hinchliffe, M.K., Vaughan, P.W., Hooper, D., Roberts, F.J. (1978c) The melancholy marriage: An inquiry into the interaction of depression, Part IV: Disruptions. Br. J. Med. Psychol. 51, 15-24

Hoenig, J., Hamilton, M.W. (1967) The burden on the household in an extramural psychiatric service in: Freeman and Farndale (Hrsg) New aspects of the mental health services. Pergamon New York

Hokanson, J.E., Sacco, W.P., Blumberg, S.L., Landsum, G.C. (1980) Interpersonal behavior of depressive individuals in a mixed-motive game. J. of abnorm. Psychology 89, 320-332

Hollingshead, A.B., Redlich, F. (1958) Social class and mental illness. John Wiley & sons, New York 1958, deutsch: Der Sozialcharakter psychischer Störungen. Fischer Verlag Frankfurt a.M., 1975
Hoffmann, N. (1976) Depressives Verhalten. Otto Müller-Verlag, Salzburg
Hooper, D., Roberts, F.J., Hinchliffe, M.K., Vaughan, P.W. (1977) The melancholy marriage: An inquiry into the interaction of depression, Part I: Introduction. Brit. J. Med. Psychol. 50, 113-124
Howes, M.J., Hokanson, J.E. (1979) Conversational and social responses to depressive interpersonal behavior. Journal of abnorm. Psychology 88, 625-634
Jacobson, E. (1971) Depression: Comparative studies of normal, neurotic and psychotic conditions. New York: International Universities Press
Jacobson, S., Klerman, G. (1966) Interpersonal dynamics of hospitalized depressed patients home visits. J. of marriage and the family 2, 94-102
Janke, W., Debus, G. (1978) Die Eigenschaftswörterliste (EWL) Verlag f. Psychologie, C.J. Hogrefe, Göttingen
Johnston, R., Planansky, K. (1968) Schizophrenia in man: The impact on their wives. Psychiat. Quart. 42, 146-155
Jonas, R., Oberdalhoff, H.E., Schulze, H.H. (1969) Die Besuchsfrequenz an Psychiatrischen und Nicht-Psychiatrischen Krankenhäusern. Nervenarzt 4, 69-75
Izard, C.E. (1964) The effect of role-played emotion on affective reactions, intellectual functioning and evaluative ratings of the actress J. Clin. Psychol. 20, 444-446
Kaufmann, L. (1972) Familie, Kommunikation und Psychose: Ein Beitrag zur diagnostischen Beurteilung der Psychosen. Hans Huber Verlag, Bern/Stuttgart, Wien
Kaufmann, L., Müller, C. (1969) Über Familienforschung und Therapie bei Schizophrenen. Nervenarzt 7, 302-308
Keith, J., Brodie, H., Leff, M.J. (1971) Bipolar depression: A comparative study of patient characteristics. Amer. J. Psychiat. 127, 1986-2091
Kielholz, P. (1957) Diagnostik und Therapie der depressiven Zustandsbilder. Schweiz. med. Wschr. 87, 87-90/107-110
Kielholz, P. (1971) Diagnose und Therapie der Depressionen für den Praktiker. 3. Auflage, Lehmann, München
Kleining, G., Moore, H. (1968) Soziale Selbsteinstufung. Kölner Zeitschrift für Soziologie und Sozialpsychologie 20, 502-552
Klerman, G.L. (1974) Depression and adaption, in: Friedman, R.J., Katz, M. (Hrsg): Psychology of depression: Contemporary theory and research. John Wiley, New York
Krauss, P. (1976) Probleme der Angehörigen chronisch seelisch Kranker. Nervenarzt 47, 498-501
Kraus, A. (1977) Sozialverhalten und Psychose Manisch-Depressiver. Enke Verlag Stuttgart
Kreisman, D.E., Yoy, V.D. (1974) Family response to the mental illness of a relative: a review of the literature. Schizophrenia Bulletin 10, 34-57
Kreitman, N. (1962) Mental disorder in married couples. J. ment. Sci. 108, 438-446
Kreitman, N. (1968) Married couples admitted to mental hospital. Brit. J. Psychiat. 114, 699-718
Kreitman, N. Collins, J., Nelson, B., Troop, J. (1970) Neurosis and marital interaction I Personality and symptoms. Brit. J. Psychiat. 117, 33-46
Kreitman, N., Collins, J., Nelson, B., Troop, J. (1971) Neurosis and marital interaction IV Manifest psychological interaction. Brit. J. Psychiat. 119, 243-252
Kretschmer, E. (1951) Körperbau und Charakter. 20. Aufl. Springer Verlag Berlin, Göttingen, Heidelberg
Kruskal, J. (1971) Multidimensional scaling program version 5 M Bell Telephone Laboratories Myrray Hill
Kruskal, J.B. (1977) Multidimensional scaling and other methods for discovering structure, in: Enslein, Ralston, Wilf (Hrsg) Statisical methods for digital computers. John Wiley New York
Kundert, M., Lässer, W. (1978) Zur Ehebeziehung des endogen Depressiven, eine Kasuistik mit Fallbeschreibung-Lizentiatsarbeit an der Forschungsdirektion der Psychiatrischen Universitätsklinik Zürich
Lederer, H. (1952) How the sick view their world. Journal of social Issues 8, 4-15
Lee Yom, B.H., Bradley, P.E., Wakefield, J.A., Kraft, J.A., Doughtie, E.B., Cox, J.A. (1975) A common factor in the MMPJ scales of married couples. Journal of Personality Assessment 39, 64-69

Leff, J.P. (1977) Die Angehörigen und die Verhütung des Rückfalls, in: Katschnig, H.: Die andere Seite der Schizophrenie-Patienten zu Hause. Fortschritte der Sozialpsychiatrie 2. Urban und Schwarzenberg

Leisi, E. (1978) Paar und Sprache. Quelle und Meyer, Heidelberg

Leistenschneider, P. (1938) Beitrag zur Frage des Heiratskreises der Schizophrenen. Z. ges. Neurol. Psychiat. 162, 289-326

Lemert, E.M. (1951) Social pathology. Mc Graw-Hill, New York

Lessner, E. (1976) Genauigkeit der Beurteilung des Partners und der Eheunzufriedenheit. Diplomarbeit, Nürnberg

Lewinsohn, P.M., Shaw, D.A. (1969) Feedback about interpersonal behavior as an agent of behavior change: A case study in the treatment of depression. Psychother. Psychosom. 17, 82-88

Lewinsohn, P.M., Shaffer, M. (1971) Use of home observations as an integral part of the treatment of depression: Preliminary report and case studies. J. of consulting and clinical psychology 37, 87-94

Lewis, V., Zeichner, A. (1960) Impact of admission to a mental hospital on the patient's family. Mental Hygiene 44, 503-509

Lichtenberg, J.D., Pao, P. (1960) The prognostic and therapeutic significance of the husband-wife relationship for hospitalized schizophrenic women. Psychiatry 23, 209-218

Lidz, Th. (1958) Schizophrenia and the family. Psychiatry 21: 21; deutsch in: Psyche 5/6 (1959)

Lidz, Th., Fleck, S. u. Cornelison, R. (1965) Schizophrenia and the family. International Universities Press, New York

Loveland, N., Wynne, L., Singer, M. (1963) The family Rorschach: A new method for studing family interaction. Family process: 2, 187-215

Lutz, M., Appelt, H., Cohen, R. (1980) Belastungsfaktoren in den Familien alkoholkranker und depressiver Frauen aus der Sicht der Ehemänner. Social Psychiatry 15, 137-144

Maack, N., Beckmann, D. (1979) Ehepaardiagnostische Untersuchungen, in: Beckmann, D., Richter, H.E.: Erfahrungen mit dem Giessen-Test. Verlag Hans Huber, Bern

Mayo, J.A., O Conell, R.A., O'Brien, J.D. (1979) Families of manic-depressive patients: effect of treatment. Amer. J. Psychiatry 136, 1535-1539

Mayo, J.A. (1979) Marital therapy with manic-depressive patients treated with Lithium. Compr. Psychiat. 20, 419-426

McLean, P.D., Ogston, K., Grauer, L. (1973) A behavioral approach to the treatment of depression. J. of behaviour therapy and experimental psychiatry 4, 323-330

McPortland, T.S., Hornstra, R.K. (1964) „The depressive datum" Comprehensive psychiatry 5, 253-261

Mechanic, D. (1978) Medical Sociology 2nd edition. The Free Press New York

Meisel, W.S. (1972) Computer-oriented approaches to pattern recognition. Academic press New York

Mendelson, M. (1974) Psychoanalytic concepts of depression. Spectrum Publications Inc. New York

Merikangas, K.R., Ranelli, C.J., Kupfer, D.J. (1979) Marital interaction in hospitalized depressed patients. J. Nerv. Ment. Dis. 167, 689-695

Merz, J., Malzacher, M. (1979) Schätzskalen zur Erfassung der sozialen Anpassung (unveröffentlichter Fragebogen) Forschungsdirektion der Psychiatrischen Universitätsklinik Zürich

Minuchin, S. (1974) Families and family therapy. Harvard University Press, Cambridge, deutsch: Familie und Familientherapie. Theorie und Praxis struktureller Familientherapie. Lambertus-Verlag, Freiburg i. Breisgau (1978)

Moerbt, H. (1977) Erfassung der prämorbiden Persönlichkeit bei endogenen Psychosen. Arch. Psychiat. Nervenkr. 223, 151-170

Murphy, H.S. (1963) Differences in the interview responses of wives of schizophrenic and non-schizophrenic inpatients. Psychiatry 26, 381-390

Myers, J., Roberts, B. (1959) Family and class dynamics in mental illness. John Wiley & sons, New York

Myers, J., Bean, L. (1968) A decade later: A follow-up of social class and mental illness. John Wiley & sons, New York

Negri, F., Melica, A.M., Zuliani, R., Smeraldi, E. (1979) Assortative mating and affective disorders. Journal of affective disorders 1, 247-253

Nelson, B., Collins, J., Kreitman, N., Troop, J. (1970) Neurosis and marital interaction: II. Time sharing and social activity. Brit. J. Psychiat. 117, 47-58
Nielsen, J. (1964) Mental disorders in married couples (assortative mating) Brit. J. Psychiat. 110, 683-697
Nijdan, S.J. (1980) Beratung der Angehörigen des depressiven Patienten. Ciba Revue, ebenfalls in: Kielholz (1980) (Hrsg) The general practitioner and his depressed patients. Hans Huber Verlag Bern
O'Connell, R.A., Mayo, J.A. (1981) Lithium: A biopsychosocial perspective. Comprehensive Psychiatry 22, 87-93
Odegaard, O. (1953) New data on marriage and mental disease. J. ment. Sci 99, 778-791
Ostaptzeff, G., Ostaptzeff, M., Dreme, C. (1971) Psychoses aigues et couple pathologique. Annales medico-psychologiques 1, 757-770, 127 Jg.
Ovenstone, J. (1973) (a) The development of neurosis in the wives of neurotic men. Part I: Symptomatology and Personality. Brit. J. Psychiat. 122, 35-45
Ovenstone, J. (1973) (b) The development of neurosis in the wives of neurotic men. Part II: Marital role functions and marital tension. Brit. J. Psychiat. 122, 711-717
Overall, J.E. (1971) Associations between marital history and the nature of manifest psychopathology. J. of abnormal Psychology 78, 213-221
Pasamanick, B., Scarpetti, F., Dinitz, S. (1967) Schizophrenics in the community: An experimental study in the prevention of rehospitalisation. Appleton-Century-Crofts New York
Paykel, E.S., Myers, J.K., Dienfelt, H.W., Klerman, G.L. (1969) „Life events and depression: A controlled study". Arch. Gen. Psychiat. 21, 753-760
Paykel, E.S., Weissmann, M., Prusoff, B.A., Tonks, C.M. (1971) Dimensions of social adjustment in depressed women. J. Nerv. Ment. Dis. 152 (3), 158-172
Paykel, E.S., Weissmann, M.M., Prusoff, B.A. (1978) Social maladjustment and severity of depressions. Compr. Psychiatry 19, 121-128
Penrose, L.S. (1944) Mental illness in husband and wife; a contribution to the study of assortative mating in man. Psychiat. Quart. 18, 161-166
Phillips, C.E. (1973) Some useful tests for marriage counseling. The Family Coordinator 22, 43-53
Planansky, K., Johnston, R. (1967) Mate selection in schizophrenia. Act. Psychiat. Scand. 43, 397-409
Rabkin, J. (1972) Opinions about mental illness: A review of the literature. Psychological bulletin 77, 1953-1971
Richter, H.E. (1969) Eltern, Kind und Neurose, Rowohlt Verlag Reinbek
Richter, H.E. (1972) Patient Familie, Rowohlt Verlag Reinbek
Rogler, L., Hollinshead, A. (1965) Trapped: Families and Schizophrenia. John Wiley + sons, New York
Rose, C. (1959) Relatives' attitudes and mental hospitalisation. Mental Hygiene 43, 194-203
Rounsaville, B.J., Weissmann, M.M., Prusoff, B.A., Herceg-Baron, R.L. (1979) Marital disputes and treatment outcome in depressed women. Comprehensive Psychiatry 20, 483-490
Rounsaville, B., Prusoff, B., Weissmann, M. (1980) The course of marital disputes in depressed women: A 48-month follow-up study. Comprehensive Psychiatry 21, 111-118
Rubinstein, D., Timmins, J.F. (1978) Depressive dyadic and triadic relationsships. Journal of marriage and family conseling 13-23
Safilios-Rothschild, C. (1968) Deviance and mental illness in the greek family. Family Process 7, 100-117
Sampson, H., Messinger, S., Towne, R. (1962) Family processes and becoming a mental patient. Amer. J. of sociology 66, 88-96
Scharfetter, C. (1970) Symbiotische Psychosen. Verlag Hans Huber, Bern
Scharfetter, C. (1978) Epidemiologie der Schizophrenie, in: Die Psychologie des 20. Jahrhunderts. Kindler Verlag Zürich
Scheff, T.J. (1963) The role of the mentally ill and the dynamics of mental disorder. Sociometry 26, 436-453
Scholz, O.B. (1978) Diagnostik in Ehe- und Partnerschaftskrise. Urban und Schwarzenberg München-Wien-Baltimore

Schulte, W. (1961) Nicht-Traurigsein-Können im Kern melancholischen Erlebens. Nervenarzt 32, 314-320
Stassen, H. (1980) Unpublizierte Programmbeschreibung. Forschungsdirektion der Psychiatrischen Universitätsklinik Zürich
Stevens, B. (1968) Marriage and fertility of women suffering from schizophrenia or affective disorders. Oxford University Press London
Stierlin, H. (1975) Von der Psychanalyse zur Familientherapie. Ernst Klett-Verlag Stuttgart
Stierlin, H. (1978) Delegation und Familie. Suhrkamp Verlag, Frankfurt am Main
Tellenbach, H. (1974) Melancholie 2. erw. Auflage. Springer Verlag Berlin, Heidelberg, New York
Tharp, R.G. (1963) Psyhological patterning in marriage. Psychological Bulletin 60, 97-117
Uchtenhagen, A. (1975) Psychische Störungen bei Frauen. Schweiz. Arch. f. Neurologie, Neurochirurgie und Psychiatrie 117, 55-64
Vannicelli, M., Washburn, S.L., Scheff, B.J. (1980) Family attitudes toward mental illness. Amer. J. Orthopsychiat. 50, 151-155
Vaughn, C.E., Leff, J.P. (1976a) The influence of family and social factors on the course of psychiatric illness. Brit. J. Psychiat. 129, 125-137
Vaughn, C., Leff, J.P. (1976b) The measurement of expressed emotion in the families of psychiatric patients. Brit. J. Soc. clin. Psychol. 15, 157-165
Vaughn, C., Leff, J.P. (1977) Umgangsstile in Familien mit schizophrenen Patienten, in: Katschnig (Hrsg): Die andere Seite der Schizophrenie – Patienten zuhause. Fortschritte der Sozialpsychiatrie 2. Urban und Schwarzenberg
Wadeson, H.S., Fitzgerald, R.G. (1971) Marital relationsship in manic-depressive illness. J. Nerv. Ment. Dis. 153, 180-196
Watzlawick, P., Beavin, J.H., Jackson, D.D. (1969) Pragmatics of human communication. W.W. Norton + Co, New York, deutsch: Menschliche Kommunikation. Verlag Hans Huber, Bern (1969)
Weber-Gast, J. (1978) Weil Du nicht geflohen bist vor meiner Angst. Matthias Grünewald-Verlag Mainz 1978
Weissmann, M.M., Paykel, E.S., Klermann, G.L. (1972) The depressed women as a mother. Social psychiatry 7, 98-108
Weissmann, M.M., Paykel, E.S., Siegel, R. (1971) (a) The social role performance of depressed woman: A comparison with a normal sample. Amer. J. Orthopsychiat. 41, 390-405
Weissmann, M.M., Klermann, G.L., Paykel, E.S. (1971) (b) Clinical evaluation of hostility in depression. Amer. J. Psychiatry 128, 261-266
Weissmann, M.M., Paykel, E.S. (1974) The depressed women. The University of Chicago Press, Chicago-London
Weissmann, M., Klerman, G.L. (1977) Sex differences and the epidemiology of depression. Arch. Gen. Psychiatry 34, 98-111
Willi, J. (1962) Die Schizophrenie in ihrer Auswirkung auf die Eltern. Schweiz. Arch. Neurol. Neuchir. Psychiat. 89, 426-463
Willi, J. (1973) Der Gemeinsame Rorschach-Versuch. Verlag Hans Huber Bern
Willi, J. (1974) Anwendung des gemeinsamen Rorschach-Versuches in Ehetherapie und Forschung. Beiheft zur Schweiz. Zeitschrift f. Psychologie und ihre Anwendungen Nr. 56. Rorschachiana XI Verlag Hans Huber Bern
Willi, J. (1975) Die Zweier-Beziehung. Rowohlt-Verlag, Hamburg
Willi, J. (1978) Therapie der Zweier-Beziehung. Rowohlt-Verlag Reinbeck bei Hamburg
Wing, J., Monck, E., Brown, G., Castairs, G.M. (1964) Morbidity in the community of schizophrenic patients discharged from London mental hospitals in 1959. Brit. J. Psychiat. 110, 10-21
Wolf, R. (1976) Das Selbstkonzept (Selbstbild, Idealbild und normatives Bild) bei depressiven und psychopathischen Zustandsbildern. Diplomarbeit, Giessen
Wynne, L., Rykoff, I., Day, J., Hirsch, S. (1958) Pseudo-mutuality in the family relations of schizophrenics. Psychiatry 21, 202-220
Wynne, L. Singer, M.T. (1965) Denkstörung und Familienbeziehung bei Schizophrenen. Psyche 2 (1965)
Yarrow, M., Schwartz, C., Murphy, H., Deasy, L. (1955) The psychological meaning of mental illness in the family. Journal of social issues 11, 12-24

Yarrow, M., Clausen, J., Robbins, P. (1955) The social meaning of mental illness. Journal of social issues 11, 33-48

Zerssen, D. von (1977) Premorbid personality and affective psychoses. In: Burrows (Hrsg): Handbook of studies on depression. Excerpta Medica. Amsterdam

Zerssen, D. von, Koeller, D.M., Rey, E.R. (1970) Die prämorbide Persönlichkeit von endogen Depressiven. Confin. Psychiat. 13, 156-179

Zerssen, D. von (1976) Der „Typus melancholicus" in psychometrischer Sicht, Teil II. Z. Klin. Psychol. Psychother. 24, 305-316

Sachverzeichnis

Abhängigkeitsverhältnis 28, 32, 49, 79, 95
Ablehnung des Kranken 15, 20, 22, 28, 94
Abwehrstrategien 20, 28
Alter und Psychose 45, 50, 52, 53
Ambivalenzverhältnis 20
Annäherungs-Vermeidungs-Konflikt 19
Annahme des Kranken 20 f, 28
Anpassungsmuster nach Krankheitsausbruch 13 f, 20, 22, 34, 96, 99
Appellationsverhalten 48
Assortative Mating 5 f, 32
Aufopferung für Kranke 19
Außerfamiliäre Kontakte 16, 31, 32, 88, 91

Beck-Fragebogen 17
Belastung der Ehepartner 14, 16, 25, 36, 22, 93, 94
– objektive 22
– subjektive 16
Besuchsfrequenz (im Spital) 21
Beziehungsebene
– interaktionelle 26, 31
– interpersonale 26, 31, 34, 40
– intradyadische/extradyadische 34
– systemische 40
– verbale/averbale 34
Beziehungsmuster
– komplementäres 26, 49, 71 f, 79
– prämorbides 20, 99 f
– stabiles 49
– symmetrisches 26, 49, 71

Clusteranalyse 36, 63 f, 75 f

Depression, Auswirkung der 18 f, 86
Deprivationsverhalten 48
Distanzierung vom Kranken 14, 20, 31, 32, 94, 99
Dominanzverhältnis 12, 27, 30, 32, 76
Dyade 17, 33

Ehe
– Definition der 33
– „depressive" 79, 98
– „gesunde", „normale" 10, 33
– „schizophrene" 79, 98
– Strukturmodell der 33 f, 39
Ehebeziehung, dissoziierte 32, 81
– Einschätzungsmethode der 50, 56 f
– führerlose 27
– harmonische 88
– Krankheitsverlauf und 58
– prämorbide 20, 30, 36, 50, 68, 86, 88, 94
– schismatische 27
– supportive 27
Ehedauer
– und Neurose 6
– und Psychose 50, 52
Ehekonflikt 17, 26, 29, 39, 77, 91
Ehetherapie 27, 39, 58, 66, 79, 91
Ehetypologie 33
Eigenschaftswörterliste (EWL) 47, 86, 96, 99
Einstellung zur Hospitalisation 83, 88, 93
Emotionales Engagement (EE) 21
Erkrankungsrisiko der Ehepartner 7 f, 58
– Affektpsychose 8, 58
– Alkoholismus, chronischer 7, 8, 10, 12, 17
– Neurose 7
– Persönlichkeitsstörung 7, 8, 12
– Schizophrenie 7 f
– Schwachsinn 8, 12
Etikettierung der Kranken
– ausgrenzende, „zum Kranken stempeln" 14, 25, 92
– erwartungskonforme 92
Exklusion 34

Familienforschung
– im engeren Sinne 4
– im weiteren Sinne 4
Familienpsychiatrie 1, 2
Familientherapie 1, 10, 49, 77, 80, 100, 101
Familientypologie 33
Folie à deux 7, 32
Frauen-Diskriminierung 52
Freiburger Persönlichkeitsinventar (FPI) 11, 40
Fremdgefährdung 86 f

Gattenwahl 5 f, 39, 91
Geschichte der Familienforschung 1

Geschlecht
- und Partnerpersönlichkeit 67 f
- und Psychose 45, 50, 52
Ghettoisierung 16
Giessen-Test (GT) 41, 45, 48, 96 f
- Fremdbild der Ehepartner 47
- Fremdbild der Patienten 47, 97
- Selbstbild der Ehepartner 47, 60 f, 97
- Selbstbild der Patienten 47
- und Paarkonstellation 70 f

Haltung (attitude) der Ehepartner 10, 13, 21 f, 82 f, 88, 94, 99
Hamilton-Depressionsskala 45, 86
Heiratsquote und Psychose 1, 52
Herkunftsfamilien Schizophrener 2
Homogamie 5, 6, 12
Homöostase, innerfamiliäre 48, 79
Hospitalisationseffekt auf Ehepartner 86 f
Hospitalisationshäufigkeit
- der Ehepartner 6
- der psychotisch Erkrankten 50, 83

Interaktionsmodell 6, 7
Interaktionelle Sackgasse 28
Interaktionspersönlichkeit 30, 34
Interaktionssequenz 13
International checklist 10

Kampfehe 78
Klinische Beobachtungen 9, 20, 24, 28
Klinisches Interview 26, 41, 47, 83 f
Kohäsion 34
Kompromissbereitschaft 31
Kontaktarmut 94
Kontrolle, gegenseitige 30 f
Krankheitssimulation 14
Krankheitsverlauf
- Bestimmungsmethode des 50
- und Eheschluß 52 f
- und Erkrankungstyp 54, 63
- und Partnerbefindlichkeit 86, 99
- und Partnerpersönlichkeit 58, 59, 63, 69
- und prämorbide Ehebeziehung 58, 94
- und Zivilstand 55, 59
Krankheitsvorstellungen der Ehepartner 13 f, 83
Kritikbereitschaft 28 f
Kybernetisches Modell 35

Labeling-Theorie 99
Lebensqualität und Psychose 1, 58
Linguistische Untersuchungen 38
Locke-Wallace-Fragebogen 17

Mangel an Zuwendung 29, 88
Manipulation 31
Märtyrerhaltung 21
MMPJ 10, 40
Morbidität der Ehepartner 4, 5 f, 58, 97
Multidimensionale Skalierung 36, 63

Paarforschung
- Gründe der 1
- Methoden der 39 f
- Probleme der 35 f
Paarkonstellation
- Definition 70
- und Giessen-Test-Befunde 71 f
- gleichgewichtig polarisierte 77
- konventionelle 76
- ungleichgewichtig dissoziierte 77
Paarprofil 70 f, 79
- Depressiver 72, 80
- Schizophrener 72, 73, 81
Persönlichkeitsstruktur
- und Ehebeziehung 68
- der Ehepartner 5 f, 9 f, 60 f, 69, 81
- der Psychose-Kranken 9, 39, 44, 55
Phänomenologische Beobachtungen 81
Polarisierung 79 f
Positionsvergleich 37 f
Prognose der Psychosen 1, 14, 21, 27, 32, 55, 59
Psychoanalytische Beobachtungen 9, 16, 28, 34, 41
Psychodiagnostik bei Ehegatten 39 f
Psychologisierung 14

Raskin-Depressionstest 29
Reaktionsmuster der Ehepartner 13 f
- cognitive 13, 83 f
- emotionale 15 f, 86 f
- pathologische 17
- verhaltensmäßige 20 f, 88 f
Resignation 24, 69
Rollenpositionen
- Definition der 71
- eindeutig festgelegte 49, 71 f, 79, 82
- Fixierung der 79
- komplementäre 49, 71 f, 98
- Probleme der 74
- progressive 49
- regressive 49
- symmetrische 49, 71 f, 82, 98
- widersprüchliche 71 f, 82, 98
Rollenverteilung, eheliche 41, 98
Rollenumkehr 10, 27
Rorschach-Test 41
- gemeinsamer 10, 27, 38, 40

– individueller 27, 34, 40
Rückzugsverhalten 23, 32

Schamgefühle 15 f, 24
Scheidungsrate 22 f, 32
Schichtzugehörigkeit 50
– verheirateter Depressiver 51, 52, 59
– verheirateter Schizophrener 51, 52, 59
Schuldgefühle 16, 17, 22
Social adjustment scale 30, 47
Social drift 52
Soziale Devianz 2
Sozial erwünschte Person 11, 12, 37
Spannung, eheliche 29 f
SSA 47
Stigmatisierung 15
Störquellen, eheliche
– extradyadische 35
– intradyadische 34
Stressmodell 6
Suicidhandlung 27, 91
– Angst vor 86 f

Symbiose 24, 27, 28
Symptomverschiebung 17
System, offenes 35, 36
Systemtheorie 13, 17, 25, 28, 34, 81

TAT 10
Toleranz 22
Trennung 20
Typus melancholicus 9, 39, 49, 81

Überidentifikation 81
Überprotektion, Überengagement 27, 31, 32
Übertragungsverschränkung 79

Verhaltenstherapeutische Beobachtungen
   9, 19, 26, 28, 34
Verstärker-Verlust-Konzept 34

WAIS 10
Willing victims 10

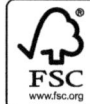

MIX
Papier aus verantwortungsvollen Quellen
Paper from responsible sources
FSC® C105338

If you have any concerns about our products,
you can contact us on
ProductSafety@springernature.com

In case Publisher is established outside the EU,
the EU authorized representative is:
**Springer Nature Customer Service Center GmbH
Europaplatz 3, 69115 Heidelberg, Germany**

Printed by Libri Plureos GmbH
in Hamburg, Germany